Augustin Bergerot

E-santé: opportunités pour l'industrie pharmaceutique

Augustin Bergerot

E-santé: opportunités pour l'industrie pharmaceutique

Quand les nouvelles technologies s'invitent en santé

Presses Académiques Francophones

Impressum / Mentions légales
Bibliografische Information der Deutschen Nationalbibliothek: Die Deutsche Nationalbibliothek verzeichnet diese Publikation in der Deutschen Nationalbibliografie; detaillierte bibliografische Daten sind im Internet über http://dnb.d-nb.de abrufbar.
Alle in diesem Buch genannten Marken und Produktnamen unterliegen warenzeichen-, marken- oder patentrechtlichem Schutz bzw. sind Warenzeichen oder eingetragene Warenzeichen der jeweiligen Inhaber. Die Wiedergabe von Marken, Produktnamen, Gebrauchsnamen, Handelsnamen, Warenbezeichnungen u.s.w. in diesem Werk berechtigt auch ohne besondere Kennzeichnung nicht zu der Annahme, dass solche Namen im Sinne der Warenzeichen- und Markenschutzgesetzgebung als frei zu betrachten wären und daher von jedermann benutzt werden dürften.

Information bibliographique publiée par la Deutsche Nationalbibliothek: La Deutsche Nationalbibliothek inscrit cette publication à la Deutsche Nationalbibliografie; des données bibliographiques détaillées sont disponibles sur internet à l'adresse http://dnb.d-nb.de.
Toutes marques et noms de produits mentionnés dans ce livre demeurent sous la protection des marques, des marques déposées et des brevets, et sont des marques ou des marques déposées de leurs détenteurs respectifs. L'utilisation des marques, noms de produits, noms communs, noms commerciaux, descriptions de produits, etc, même sans qu'ils soient mentionnés de façon particulière dans ce livre ne signifie en aucune façon que ces noms peuvent être utilisés sans restriction à l'égard de la législation pour la protection des marques et des marques déposées et pourraient donc être utilisés par quiconque.

Coverbild / Photo de couverture: www.ingimage.com

Verlag / Editeur:
Presses Académiques Francophones
ist ein Imprint der / est une marque déposée de
OmniScriptum GmbH & Co. KG
Heinrich-Böcking-Str. 6-8, 66121 Saarbrücken, Deutschland / Allemagne
Email: info@presses-academiques.com

Herstellung: siehe letzte Seite /
Impression: voir la dernière page
ISBN: 978-3-8381-4257-9

Copyright / Droit d'auteur © 2014 OmniScriptum GmbH & Co. KG
Alle Rechte vorbehalten. / Tous droits réservés. Saarbrücken 2014

« E-santé » : Opportunités pour l'industrie pharmaceutique ?

Quand les nouvelles technologies s'invitent en santé.

NOTE

Ce travail a été soutenu dans le cadre d'une thèse de docteur en pharmacie à la Faculté de Pharmacie de Dijon.

La Faculté de Pharmacie de Dijon déclare que les opinions émises dans les thèses qui lui sont présentées doivent être considérées comme propres à leurs auteurs, et qu'elle entend ne leur donner ni approbation, ni improbation.

Remerciements

A **Monsieur Serge GUELDRY**, Maître de Conférences en Biologie cellulaire et moléculaire à la Faculté de Pharmacie de Dijon,
Après m'avoir fait bénéficier de votre enseignement et de votre gentillesse durant mes six années d'études, vous me faites l'honneur de présider ce jury. Je vous prie de trouver ici le témoignage de ma profonde gratitude.

A **Madame Agnès TABUTIAUX**, Maître de Conférences en Droit et Économie Pharmaceutiques à la Faculté de Pharmacie de Dijon,
Vous avez aimablement et spontanément accepté de m'aider dans la réalisation de cette thèse. Je vous remercie pour votre disponibilité, votre accueil toujours chaleureux et vos conseils avisés tout au long de ma scolarité. Veuillez trouver ici le témoignage de mon plus profond respect et de ma plus vive reconnaissance.

A **Monsieur Pierre SINET**, Responsable Scientifique Produit Hématologie au sein du laboratoire Janssen à Issy-les-Moulineaux,
Merci d'avoir accepté de participer au jury de cette thèse et de m'avoir soutenu dans mes réflexions permettant l'aboutissement de ce travail. Mes meilleurs sentiments.

A **Monsieur Guillaume MINNAERT**, Attaché Scientifique Hospitalier au sein du laboratoire ROCHE à Boulogne-Billancourt,
Merci d'avoir accepté de participer au jury de cette thèse et de la juger. Les conseils prodigués pour la finalisation de ce travail méritent l'expression de mes plus vifs remerciements.

Sommaire

INTRODUCTION

Première partie : Place et enjeux de la télésanté dans le système de santé

Deuxième partie : Evolution du modèle économique et e-santé : A quoi ressemblera le laboratoire pharmaceutique de demain ?

CONCLUSIONS

BIBLIOGRAPHIE
LISTE DES FIGURES
LISTE DES TABLEAUX
TABLES DES MATIERES

LISTE DES ABREVIATIONS

- ALD : Affection de Longue Durée
- AMM : Autorisation de Mise sur le Marché
- ANSM : Agence Nationale de Sécurité du Médicament et des produits de santé
- APHP : Assistance Publique - Hôpitaux de Paris
- ASMR : Amélioration du Service Médical Rendu
- CAGR : Compound Annual Growth Rate
- CEPS : Comité Economique des Produits de Santé
- CNAMTS : Caisse Nationale de l'Assurance Maladie des Travailleurs Salariés
- CSBM : Consommation de Soins et de Biens Médicaux
- CSP : Code de la Santé Publique
- DMP : Dossier Médical Personnel
- EMA: European Medicines Agency (Agence Européenne du Médicament)
- FDA : Food and Drug Administration
- GAVI : Global Alliance for Vaccination and Immunisation
- HAD : Hospitalisation A Domicile
- HAS : Haute Autorité de Santé
- MA: Market Access
- NICE : National Institute for health and Clinical Excellence
- OCDE: Organisation de Coopération et de Développement Economique
- OMS: Organisation Mondiale de la Santé
- ONDAM: Objectif National des Dépenses d'Assurance Maladie
- OTC: Over-The-Counter
- PPC: Pression Positive Continue
- QALY : Quality-Adjusted-Life-Year
- SMR : Service Médical Rendu
- TIC : Technologies de l'Information et de la Communication

Introduction

Une crise sans précédent semble atteindre l'industrie pharmaceutique. Raréfaction de l'innovation, mesures réglementaires de plus en plus coercitives, perte des brevets des célèbres blockbusters, négociation des prix de plus en plus difficile... les plans sociaux se multiplient et les entreprises du médicament partent à la recherche de nouvelles solutions qui permettront de renouer avec les succès de la fin du 20ème siècle.

L'heure des changements de paradigme semble avoir sonné, l'environnement dans lequel évolue cette industrie est en profonde mutation et de nouvelles règles se dessinent. Montée en puissance du « patient compétent », incapacité des financeurs à assumer l'augmentation des dépenses de santé, méfiance de la population à l'égard de cette industrie ébranlée par les scandales ; si ce secteur se trouve actuellement en zone de turbulence, des opportunités de croissance et de développement sont néanmoins présentes.

Le secteur de la santé se trouve à l'aube d'immenses découvertes scientifiques, notamment au niveau du génie génétique, qui promettent des progressions en apportant un nouvel arsenal curatif. La médecine personnalisée devient progressivement une réalité et les possibilités de créations de valeur se multiplient. En parallèle de ces évolutions scientifiques et médicales, les technologies de la communication et de l'information apportent une contribution sociétale inédite à la gestion des rapports de forces entre les différents acteurs du système de santé. Les nouvelles technologies, après avoir envahi notre quotidien bousculent le système de santé et prennent une place de plus en plus importante dans la prise en charge des patients. E-santé, mobile-health... le nombre de solutions proposées aux patients est en train d'exploser, un marché mondial aux enjeux tant économiques que de santé publique émerge, tout est à construire. Les entreprises du médicament peuvent apporter leur contribution à ce nouveau secteur qui tissera des liens de plus en plus étroits avec la médecine personnalisée de demain.

Dans une première partie, nous étudierons l'univers dans lequel évolue l'industrie pharmaceutique en faisant un zoom sur le système de santé d'un pays développé (France), puis dans une deuxième partie, nous analyserons quelle est la stratégie e-santé souhaitable pour assurer une réussite dans ce secteur.

I. Place et enjeux de la télésanté dans le système de santé

a. Définitions

La télésanté ou e-santé se définit comme la convergence entre les nouvelles technologies et l'évolution de la médecine sans toutefois se limiter à la seule télémédecine, aussi l'OMS propose une définition plus large : « les services du numérique au service du bien-être de la personne». L'usage des nouvelles technologies en santé se classe comme suit :

- **Télémédecine**: utilisation des Technologies de l'Information et de la Communication (TIC) dans le cadre d'un acte médical à distance.

- **E-santé:** « La télésanté est l'utilisation des outils de production, de transmission, de gestion et de partage d'informations numérisées au bénéfice des pratiques tant médicales que médico-sociales. »

- **TIC en santé** : application des TICs au domaine de la santé, quelle qu'en soit la forme.

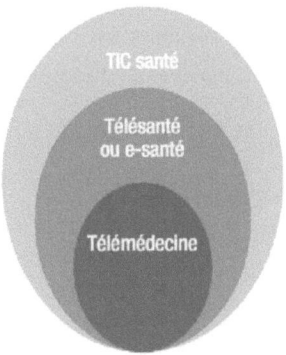

Source: « L'e-santé : un facteur d'attractivité, un enjeu de société », PWC (2013)
Figure 1: Définition de la e-santé

La télémédecine correspond à une pratique médicale encadrée juridiquement par le décret n° 2010-1229 du 19 octobre 2010 relatif à la télémédecine (Art. R6316-1 du Code de la Santé Publique)[1] :

« Relèvent de la télémédecine, les actes médicaux, réalisés à distance, au moyen d'un dispositif utilisant les technologies de l'information et de la communication. On dénombre 4 actes de télémédecine : téléconsultation, téléexpertise, télésurveillance médicale et téléassistance médicale ».

La télésanté englobe la télémédecine mais également les solutions qui ne se destinent pas à un usage direct par des professionnels de santé pour soigner des patients. On peut citer par exemple les solutions destinées à faciliter la prise en charge des malades via un usage par les patients eux-mêmes ou leurs proches.

Ces préconisations traduisent la différence entre télésanté et télémédecine qui ne font pas appels aux mêmes dispositifs. On comprend l'importance de ne pas confondre dispositif médical, qui apporte la sécurité et la fiabilité dans le respect des directives européennes (parfois au détriment du prix et de la flexibilité, voire de l'ergonomie) et qui permet à l'industriel de porter une responsabilité devant ses clients (médecins, établissements de santé et collectivités territoriales), et dispositif non normé, élaboré pour le grand public, dont l'objectif premier est l'usage et dont la responsabilité est portée principalement par le client final, c'est-à-dire le patient ou sa famille qui l'utilise.

La télésanté est un marché à part entière avec une croissance estimée à plus de 20% par an et un marché français évalué à environ 300 millions d'euros comme le rappelle

---

[1] http://www.legifrance.gouv.fr/affichCodeArticle.do?idArticle=LEGIARTI000022934375&cidTexte=LEGITEXT000006072665&dateTexte=20120410&oldAction=rechCodeArticle

l'étude du Syntec numérique « Télémédecine 2020 : Faire de la France un leader du secteur de la e-santé »[1] :

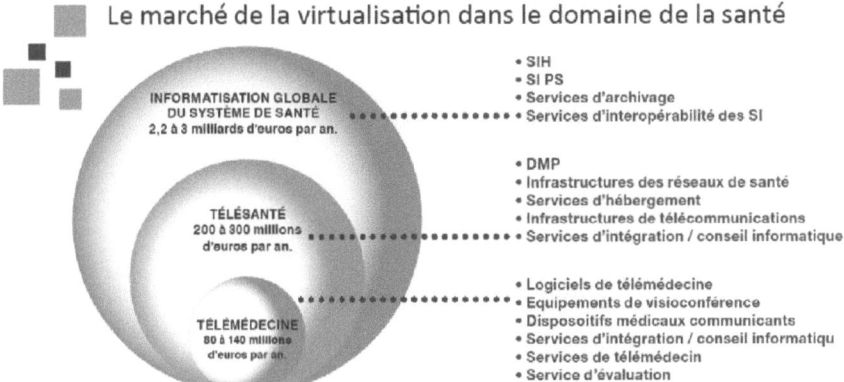

Figure 2: Le marché de la e-santé

Bien qu'ils n'apparaissent pas dans ce graphique, les laboratoires même s'ils sont minoritaires sont présents avec une part de marché d'environ 2% en 2011.

La e-santé est pleine de promesses pour notre système de santé et les perspectives d'utilisation à l'avenir sont nombreuses.

b. Un système de santé en détresse

Le déficit chronique et abyssal de la Sécurité sociale nous rappelle chaque année que le système de santé peine à trouver son équilibre économique et les défis qui nous attendent nous imposent de trouver des solutions rapidement :

i. Hausse de la prévalence des maladies chroniques

Avec près des deux tiers de l'ONDAM 2013 (175,4 Mds d'euros) consacré aux maladies chroniques, la France a la spécificité d'une prise en charge à 100% par le régime

---

[1] *Télémédecine 2020: Faire de la France un leader du secteur de la e-santé,* Syntec (2011)

obligatoire au titre du statut « Affection de Longue Durée » (ALD). Les maladies chroniques ayant pour la plupart une prévalence qui augmente de plus de 5% par an, c'est un véritable défi pour notre société que de pouvoir pérenniser un tel modèle.

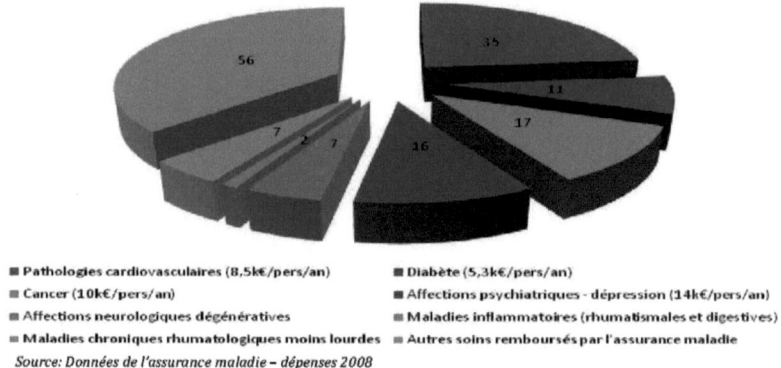

Figure 3: Répartition des 150 Mds d'euros de coûts de remboursements par l'Assurance Maladie en 2008

ii. Hausse du coût du système de santé

Notre système de santé coûte cher et même de plus en plus cher. Il représentait en 2012 11,6 % du PIB (bien au dessus de la moyenne de l'OCDE fixée à 9,5%) et bien que le taux de croissance annuel de 2,7% tende à se stabiliser, il reste bien au-dessus du taux de croissance du PIB.

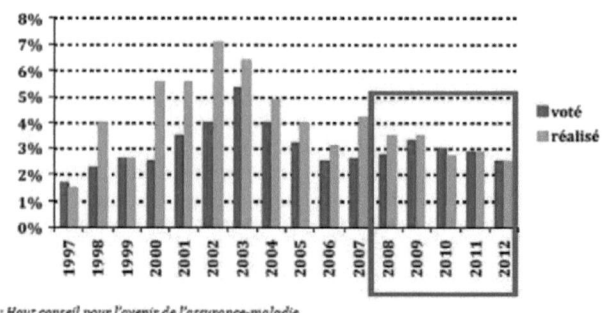

Figure 4: Evolution de l'ONDAM voté (vert) et réalisé (orange) depuis 1997 (en%)

L'augmentation des coûts peut s'expliquer a priori assez facilement, outre l'augmentation de la population et la hausse de la durée de vie, les technologies médicales évoluant rapidement. Ces dernières sont de plus en plus onéreuses et engendrent des surcoûts importants pour l'Assurance Maladie. De plus, la recherche pharmaceutique est de plus en plus complexe et les coûts de développement de nouveaux médicaments atteignent des sommets (on parle maintenant de plusieurs milliards de dollars pour la mise sur le marché d'une nouvelle molécule).

Cependant, il est intéressant d'essayer de comprendre d'où vient vraiment l'augmentation de ces dépenses, afin de pouvoir déceler les enjeux économiques et les leviers d'action. Les graphiques ci-après donnent la structure et l'évolution en valeur de chaque poste de dépenses à la consommation de soins et de biens médicaux (CSBM). Elle comprend les soins hospitaliers, les soins de ville, les transports sanitaires, les médicaments et les autres biens médicaux. En 2010, elle était évaluée à 174,9 milliards d'euros.

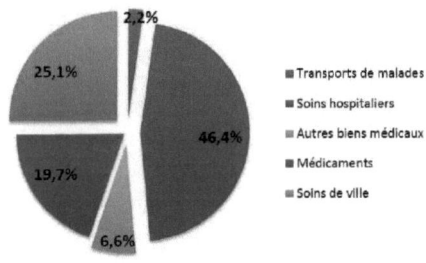

Source : DREES, Comptes nationaux de la santé 2010

Figure 5: Structure du CSBM en 2010

Ce graphique illustre très clairement le poids des établissements hospitaliers dans les dépenses de santé.

La contribution des différents postes de dépenses à la croissance de la CSBM est décrite dans le graphique ci-après.

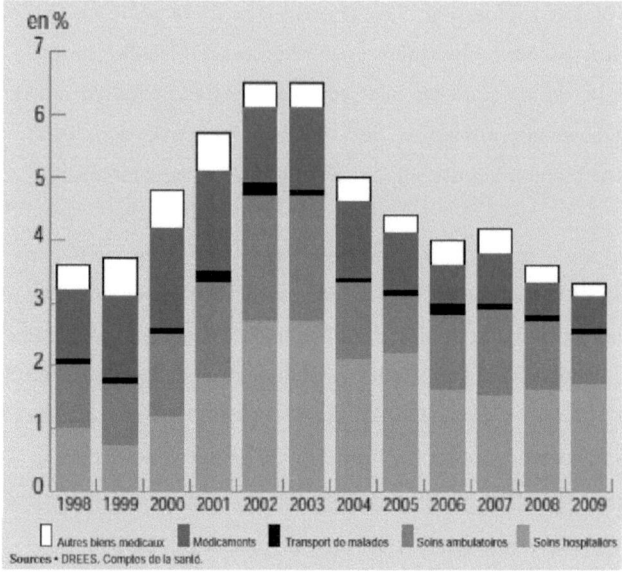

Figure 6: Détail de la croissance des dépenses de santé

On constate que la croissance globale diminue depuis 2003. Le poste de dépenses de santé en plus forte croissance est celui correspondant aux soins hospitaliers. Il semble se stabiliser à une valeur d'environ 2%.

Contrairement aux idées reçues, la croissance du coût des médicaments est en baisse depuis 2007 et le marché est même en décroissance depuis 2012 (généralisation des génériques et négociation très importante du prix des nouveaux médicaments) :

Tableau 1: Evolution du marché des médicaments en France

Année	Médicaments remboursés à 15 %	Médicaments remboursés à 30 %	Médicaments remboursés à 65 %	Médicaments remboursés à 100 %	Total	Taux moyen de remboursement
2010	66	779	6051	10772	17668	77,70%
2011	117	539	6038	10996	17690	77,70%
2012	97	469	5593	11395	17554	77,75%

Source: « Les entreprises du médicament en France : Bilan économique 2012 », LEEM (2013)

Les hôpitaux représentent la plus grosse part des dépenses de santé et également la plus forte hausse, c'est donc le principal levier d'action pour maintenir un niveau de dépenses acceptable. Une des raisons de ce décrochage serait due, selon la Fédération Hospitalière de France, à la progression des charges du personnel. Les hôpitaux publics emploient plus de 800 000 personnes et la charge salariale n'a fait que croitre ces dernières années. Par ailleurs, de nombreux hôpitaux rencontrent des problèmes de gestion et optimisent difficilement l'usage de leurs infrastructures. Ce dernier phénomène est probablement lié au faible niveau d'informatisation des établissements. Les budgets consacrés à l'informatique représentent 1,5% à 2% des budgets globaux.

iii. Vieillissement de la population et gestion de la dépendance

Un senior de plus de 60 ans « naît » toutes les 37 secondes, alors qu'il y a une naissance toutes les 42 secondes en France. En 2014, il y aura plus de sexagénaires que de jeunes de moins de 20 ans (Enjeux Seniors, 2013). Le nombre de personnes âgées de plus de 80 ans devrait progresser très rapidement comme l'illustre le graphique ci-après :

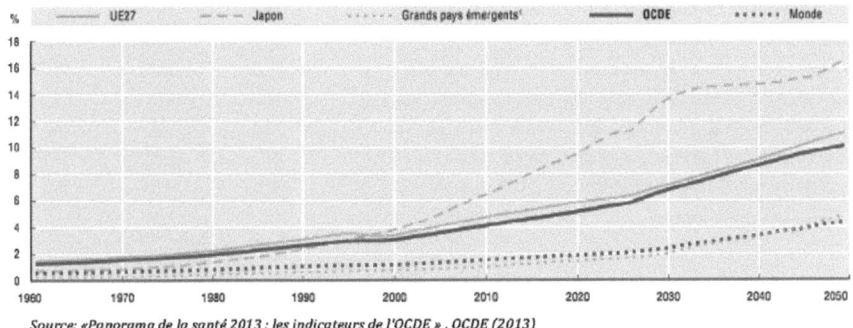

Source: «Panorama de la santé 2013 : les indicateurs de l'OCDE », OCDE (2013)

Figure 7: Evolution de la part de la population âgée de plus de 80 ans, 1960-2050

Les personnes âgées de plus de 65 ans représenteront 15,5 millions d'individus dans la population française en 2030 et on estime que 20% d'entre elles seront en perte d'autonomie. Ce nouveau profil de patients souvent pluri-pathologiques est un défi de plus pour notre système de santé. Les parcours de soins autrefois imaginés autour de l'hôpital (soins aigus) sont trop peu axés sur la continuité des soins, la construction d'une prise en charge qui associe ville et hôpital. La Fédération des Réseaux de Gérontologie d'Ile-de-France dresse un panorama édifiant du parcours d'une personne âgée depuis son arrivée aux urgences (1/3 des patients qui y sont accueillis ont plus de 65 ans et 1/3 des patients qui seront hospitalisés à la suite d'un passage aux urgences sont des personnes âgées dépendantes). L'Etat fait le pari du maintien à domicile pour contenir toute dérive des coûts de prise en charge et répondre au souhait des personnes dépendantes qui préfèrent rester dans leur environnement familial.

L'enjeu n'est donc pas le vieillissement de la population en lui même (en tout cas pas pour le système de santé, on ne peut pas en dire autant pour le système de retraite) mais l'espérance de vie sans incapacité, c'est-à-dire le bien-vieillir. L'OCDE propose un suivi des pays membres concernant ce paramètre comme l'illustre le tableau ci-après présentant un paradoxe : malgré les progrès de la médecine, la survie sans incapacité a récemment diminué.

Tableau 2: Données sur l'espérance de vie aux Etats-Unis, en France et en moyenne au sein de l'OCDE

	ETATS-UNIS	OCDE	FRANCE
DEMOGRAPHIE			
Population	311 590 000	-	65 436 000
Population âgée de plus de 65 ans (en %)	13,1	15,0	16,9
Espérance de vie à la naissance (en années)	78,7	79,8	81,3
Espérance de vie à la naissance des femmes (en années)	81,1	82,5	84,7
Espérance de vie sans incapacité des femmes (en années)*	NC	62**	63,5
Espérance de vie à la naissance des hommes (en années)	76,2	77	78
Espérance de vie sans incapacité des hommes (en années)*	NC	61,3**	61,9
Taux de mortalité infantile (décès pour 1 000 naissances)	6,1	4,3	3,6

Source : OCDE 2012

L'indicateur d'espérance de vie sans incapacité qui s'élevait à 64,4 ans chez les femmes et à 62,8 ans chez les hommes en 2006 s'est dégradé de près de 1,5% en 6 ans. Cette involution semble étonnante au vu du progrès médical et de l'évolution constante de la qualité des soins délivrés. Déclaration plus systématique des troubles et des gênes, résultats des dynamiques sociales récentes, changement de style de vie ? Il est difficile de justifier une telle baisse mais cet indicateur est à surveiller dans les prochaines années avec la plus grande attention.

iv. Inégalités territoriales d'accès aux soins

A sa création, le système de santé visait à permettre à l'ensemble de la population d'avoir accès au même niveau d'offre de soins quel que soit le lieu de vie des citoyens et ambitionnait également une mutualisation des coûts des soins au niveau communautaire. C'est sur ce pacte fondamental que notre système de santé s'est construit et c'est dans le respect de ces mêmes règles qu'il évolue. Les déserts médicaux font partie des défis clés face auxquels le système de santé doit répondre.

v. Cloisonnement entre la ville et l'hôpital, le sanitaire et le médico-social

Le décloisonnement des secteurs sanitaire et médico-social, hospitalier et ambulatoire, médical et paramédical est un enjeu primordial dans la prise en charge des patients. Il permet de favoriser une stratégie de soins préventifs et d'améliorer les soins primaires. De plus, dans une tendance actuelle à la responsabilisation des patients (avec l'automédication notamment), la télésanté permettra de replacer l'usager en tant qu'acteur principal et de répondre à ses désirs.

c. La télésanté : la solution ?

i. Un grand nombre d'opportunités

Les solutions de télésanté sont une opportunité majeure pour améliorer notre système de soins et le rendre plus efficient. Voici les grands sujets que la e-santé peut aborder :

- **Réduire les dépenses de santé**
  - *Assurer un suivi plus fin des patients afin de limiter les situations de crise*

Les stratégies d'accompagnement des patients à leur domicile via l'usage de dispositifs de monitoring et de conseils permettraient une meilleure gestion des situations d'urgence et ainsi une diminution des dépenses de santé.

  - *Améliorer la coordination des soins et éviter la redondance dans les examens médicaux :*

Le déploiement du DMP (ou de son successeur) est une source d'économies de temps et d'argent ainsi qu'un axe d'amélioration de la qualité des soins. Le médecin peut accéder très rapidement au dossier électronique du patient, limiter le nombre d'examens en fonction des données déjà inscrites, prescrire un traitement en limitant les erreurs médicales.

    o *Valoriser le temps médical :*

Limiter l'absentéisme des patients aux cabinets médicaux, comme à l'hôpital par des solutions de rappels de rendez vous et des accès à la gestion des consultations directement depuis des applications mobiles. Une expérimentation menée à l'APHP au centre hospitalier Necker a permis de faire baisser le nombre de consultations non honorées de 50% via le simple envoi de SMS de rappel.

- <u>**Améliorer le système en exploitant des bases de données (« big data »)**</u>

L'exploitation des « big data » de santé permet de mieux comprendre les maladies et de mesurer avec une grande précision l'impact des traitements et des différentes stratégies de prise en charge sur les patients. La Commission pour l'Innovation présidée par Anne Lauvergeon a d'ailleurs cité « *la valorisation des données massives* » comme une des sept ambitions devant être choisies par la France pour relancer son économie au même titre que la médecine personnalisée.[1]

- <u>**Prévenir les maladies chroniques et améliorer leur prise en charge**</u>

Les programmes d'accompagnement à la gestion des maladies chroniques offrent peut-être une réponse au contrôle des dépenses de santé. La CNAMTS, avec le programme de « disease management » sophia, met à la disposition des patients atteints de maladies chroniques un plateau d'infirmiers, une plateforme web et des journaux qui vont permettre de responsabiliser le patient dans sa prise en charge. L'objectif de l'Assurance Maladie est, outre l'amélioration de la qualité de prise en charge, de maitriser les coûts en diminuant les situations de crises qui sont bien souvent les plus couteuses pour notre système de santé. Dans son premier volet destiné aux patients diabétiques, sophia ambitionne une diminution des amputations et de la survenue de la cécité liées à cette pathologie. L'évaluation de ces programmes est cependant compliquée à mesurer et

---

[1] Lauvergeon, A. *Un principe et sept ambitions pour l'innovation.* 2013.

nécessite une vision sur le long terme afin de pouvoir statuer sur son efficience économique et sanitaire comme le montre l'évaluation médico-économique de sophia (Assurance Maladie, 2011) à 1 an. L'analyse aboutit au constat de meilleurs résultats cliniques sans pour autant laisser apparaître des retombées économiques positives[1]. De plus ces programmes pourraient être proposés aux individus sains mais présentant des facteurs de risques (obésité par exemple) afin de pouvoir diminuer la progression de l'incidence des maladies chroniques.

- **Pérenniser l'égalité d'accès aux soins**

La télémédecine brise les distances et permet de répondre aux besoins élémentaires de santé par la mise en place, par exemple, de téléconsultations.

La télésanté est souvent présentée comme une solution pertinente aux défis que doit relever le système de santé français et il semblerait que ce soit la réalité. Son déploiement cependant est relativement long.

ii. Un contexte français particulièrement favorable

Comme le souligne l'étude de PWC pour Paris Capital Economique intitulé « L'e-santé : un facteur d'attractivité, un enjeu de société » (2013), l'e-santé bénéficie aujourd'hui en France d'une dynamique favorable, avec la stabilisation de son cadre juridique (actes de télémédecine) et technique, la mobilisation des professionnels déjà existants du secteur, mais aussi sous l'effet d'un portage politique fort se traduisant notamment par des plans de financement nationaux.

Les principaux éléments favorisant le déploiement de la télésanté sont :

- **Les financements publics massifs :**
    o Plan Télémédecine (30 millions d'euros)

---

[1] Evaluation médico-économique du programme d'accompagnement des patients diabétiques sophia, Assurance Maladie, 2011

- Programme « Investissements d'avenir » (total de 35 milliards d'euros dont 2,4 milliards pour la santé et les biotechnologies et 4,5 milliards pour l'économie numérique)
- Programme Hôpital numérique (400 millions d'euros)
- Programme « Territoire de Soins Numériques » (80 millions d'euros)

- **L'impulsion politique :**
  - Création par décret en 2009 de l'ASIP Santé, Agence des Systèmes d'Information Partagés de Santé
  - Présentation des grandes lignes d'une stratégie pour l'e-santé par la Ministre de la Santé le 28/03/2013 avec les objectifs suivants :
    - accompagner les professionnels et les établissements de santé,
    - renforcer la coordination et la coopération des professionnels dans le cadre du parcours de santé,
    - améliorer les services d'information fournis aux usagers et aux citoyens.

- **Un contexte juridique se définissant progressivement :**
  - Loi Hôpital, Patients, Santé et Territoires (HPST) (07/2009)[1] : -
    - Définition juridique de la télémédecine -
    - Inscription du Dossier Médical Personnalisé dans le code de la santé publique
  - Décret Télémédecine (2010)[2] : Définition des conditions et domaines d'application de la télémédecine

La e-santé se structure progressivement même si elle porte encore les traits d'un secteur nouveau marqué par des mesures réglementaires très contraignantes. De plus, il est encore très difficile de trouver des modèles économiques viables, l'Assurance Maladie ne souhaitant pas multiplier les nouvelles cotations d'actes.

---

[1] http://www.legifrance.gouv.fr/affichTexte.do?cidTexte=JORFTEXT000020879475&categorieLien=id

[2] http://www.legifrance.gouv.fr/affichTexte.do?cidTexte=JORFTEXT000022932449&categorieLien=id

iii. Zoom sur un projet de e-santé : Plateforme de chronochimiothérapie – projet PiCADo

Dans ce contexte favorable, avec la promesse d'un marché conséquent, les projets de télésanté se multiplient. PiCADo est un bon exemple des projets de télésanté tels qu'ils se développent à l'heure actuelle. Il s'agit d'un projet ambitieux, faisant intervenir de nombreux acteurs aux profils variés et complémentaires.

- **Le concept :**

Le projet PiCADo vise à concevoir, développer, expérimenter et évaluer le premier système opérationnel de Domomédecine multi-pathologies (cancer, pathologies neurodégénératives, diabète, et également maintien en autonomie), permettant une prise en charge personnalisée à domicile. On entend par Domomédecine un concept novateur proposé par l'Académie des Technologies visant la mise en place de solutions de prise en charge médicale au domicile du patient.

Le premier volet de PiCADo consiste à se focaliser sur la prise en charge du cancer via une administration chronomodulée des traitements anticancéreux. Le schéma d'administration est individualisé pour chaque patient en fonction de ses propres rythmes biologiques. La lecture de l'horloge interne permet de déterminer le moment optimal d'administration des traitements afin d'accroître leur efficacité et diminuer la survenue d'effets indésirables.

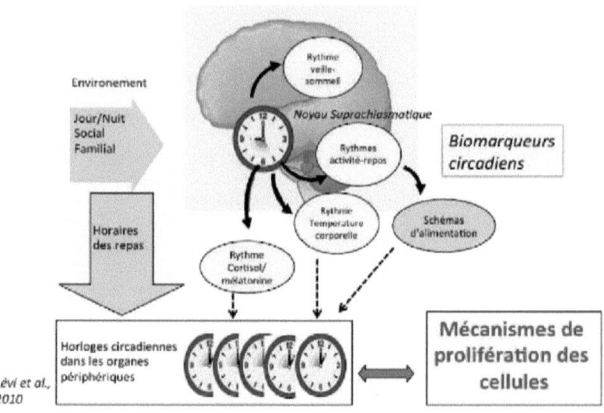

Source: INSERM-RBC 2013
Figure 8: Le rythme circadien

Les algorithmes d'administrations sont calculés en fonction de la remontée d'informations issues des capteurs portés par le patient. La collecte de données est automatisée, continue et s'effectue au domicile du patient.

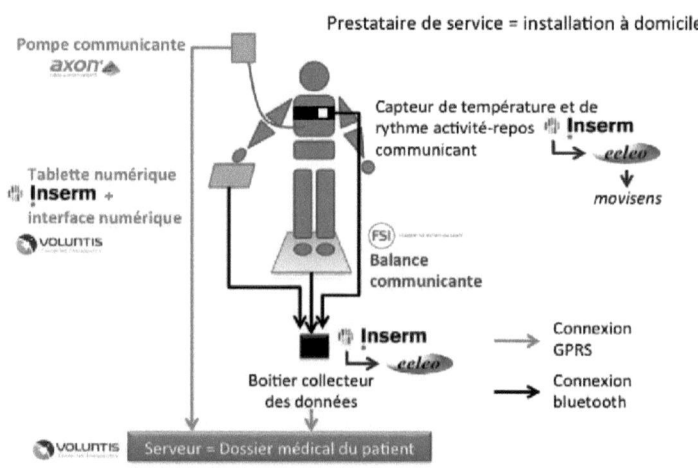

Source: INSERM-RBC 2013
Figure 9: Le système PiCADo (1/2)

La solution PiCADo propose une solution de prise en charge faisant évoluer les pratiques médicales en sortant le patient d'un parcours de soins centré sur l'hôpital. Il nécessite l'intervention coordonnée du médecin traitant, du service de HAD et de l'hôpital. Le schéma ci-après résume l'architecture globale du système.

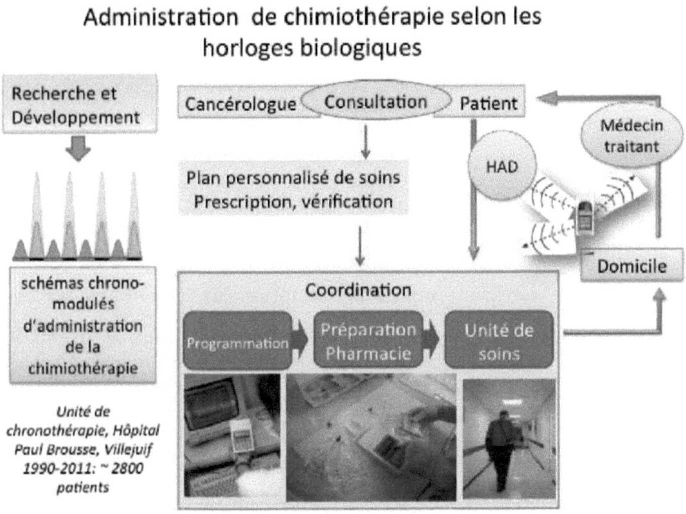

Source: INSERM-RBC 2013
Figure 10: Le système PiCADo (2/2)

- **Le financement :**

Le financement est assuré par une répartition des dépenses entre les différents acteurs et un financement public par la région Champagne-Ardenne, la région Ile-de-France, la Mairie de Paris et l'Etat (via Oséo) dans le cadre du Fonds Unique Interministériel n°12.

- **Le consortium :**

On dénombre 7 acteurs publics et privés : l'Inserm pour la partie scientifique, des PME pour le développement des dispositifs médicaux (capteur thermique, actimètre, pompe communicante), des universités pour la mise en place de l'évaluation de la solution et un intégrateur, la société Altran, pour l'intégration du système et la coordination générale du projet.

- **Le déploiement :**

Le déploiement est progressif et assuré par l'Inserm. Environ 100 patients devraient bénéficier de la solution PiCADo au cours de l'expérimentation. Il s'agit dans un premier temps de valider la preuve de concept. Il est prévu, dans le cadre d'un autre financement une deuxième vague d'expérimentations visant à mesurer l'impact clinique et économique de la solution.

- **L'évaluation :**

Il s'agit d'un élément crucial du projet qui conditionne son avenir commercial après la phase projet. Pour PiCADO, l'évaluation est découpée en 4 grandes catégories :

- *Clinique* : mesurer l'impact de la solution sur la qualité de prise en charge a minima, et au mieux mesurer un impact sur le taux de survie des patients bénéficiant de PiCADo. Il s'agit de mesurer l'apport d'un progrès médical.
- *Economique :* mesurer l'impact de la solution sur le système de santé et mesurer les économies qui sont générées par les hospitalisations évitées et une meilleure gestion des situations d'urgence.
- *Technologique :* évaluer la performance des technologies utilisées et leur acceptation par les patients.
- *Social :* évaluer l'impact organisationnel de la solution au sein des professionnels de santé et également la perception de la solution par le patient qui peut être amené à être moins en contact avec son équipe médicale.

Le schéma ci-après illustre les axes d'évaluation retenus pour le système PiCADo:

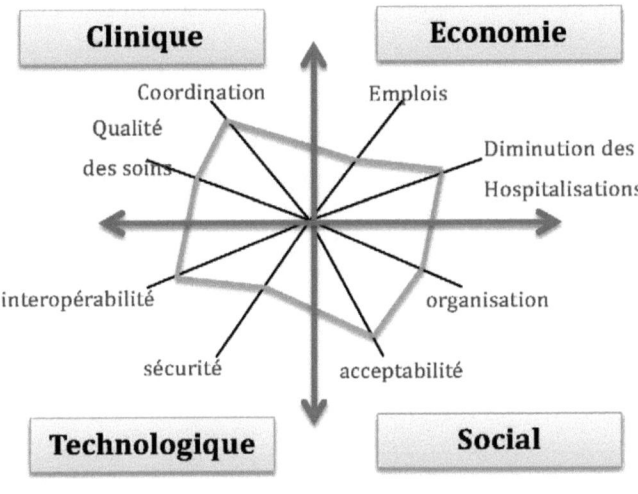

Source: INSERM-RBC 2013
Figure 11: Axes d'évaluation du système PiCADo

Une évaluation médico-économique sera menée à l'issue du projet. Elle permettra la mise en lumière de tous les bénéfices apportés par ce système.

Dans le cadre de ce projet, la e-santé permet de moduler le schéma d'injection de traitements complexes pour optimiser leur efficacité. Une solution permettant l'amélioration de l'efficacité clinique d'un médicament ne peut être que bénéfique pour un laboratoire pharmaceutique qui pourra alors augmenter la valeur apportée aux patients. Les possibilités de mobilisation des solutions de e-santé par l'industrie du médicament sont nombreuses et pourraient se révéler particulièrement intéressantes dans un contexte où l'industrie pharmaceutique doit faire face à une période difficile.

d. L'industrie pharmaceutique à l'heure de la remise en question

i. Modèle économique de l'industrie pharmaceutique dépassé

L'environnement des entreprises du médicament a évolué rapidement ces dernières années remettant en cause leur modèle économique traditionnel focalisé sur un médicament à fort potentiel de prescription bénéficiant d'une promotion adaptée et visant une large cible. La gestion de la propriété intellectuelle, la R&D, la réglementation ou encore la négociation des prix, tout a évolué fortement.

- **Dépendance aux blockbusters et arrivée des génériques**

L'industrie du médicament comme on la connaît aujourd'hui s'est bâtie sur le modèle économique des blockbusters, médicaments vedettes générant plus d'un milliard de dollars de chiffre d'affaires chaque année. Pour bien comprendre les mécanismes de ce modèle, commençons par comprendre l'origine de ce mot. Ce terme a été tiré du vocabulaire militaire, blockbuster étant le nom de la plus puissante bombe utilisée par l'armée anglaise et américaine durant la Seconde Guerre mondiale. Littéralement, ce terme anglais signifie « qui fait exploser le quartier ». Les intentions sont claires, il s'agit de générer des ventes massives par une stratégie de communication/marketing agressive.

Il existe aujourd'hui une trentaine de blockbusters.

Pour devenir un blockbuster, deux conditions doivent être requises :

- Le médicament doit apporter un besoin médical non couvert auprès d'une cible de population importante
- Le médicament doit faire l'objet d'un marketing massif à destination du grand public ou des professionnels de santé

Les visiteurs médicaux sont la principale force de vente de l'industrie pharmaceutique. Ils rencontrent les professionnels de santé (médecins généralistes et spécialistes) dans le but de promouvoir leurs produits en mettant en avant l'efficacité et le peu d'effets indésirables rencontrés lors des études cliniques.

Ces médicaments « blockbusters » ont certes participé à la croissance rapide de l'industrie pharmaceutique, mais d'un autre coté, l'ont amenée à une dépendance vis à vis de ceux-ci.

En effet, la génération d'un chiffre d'affaires conséquent par un seul médicament rend le laboratoire complétement tributaire de celui-ci. Par exemple, le médicament Humira® commercialisé par le laboratoire Abbvie génère à lui seul 45% du chiffre d'affaires global de l'entreprise en 2011. Cette dépendance devrait s'accentuer dans les années à venir pour atteindre 61% des revenus totaux en 2016 selon les prévisions du laboratoire.

Cette dépendance est observable dans la majorité des laboratoires comme l'illustre ce tableau :

Tableau 3: Dépendance des laboratoires aux blockbusters (2011)

	Pharma sales ($ millions)	Biggest drug	Sales ($ millions)	% of total
AbbVie	17444	Humira	7932	45
GlaxoSmithKline	35504	Seretide	8122	23
J&J	24368	Remicade	5198	21
Eli Lilly	22453	Zyprexa	4700	21
AstraZeneca	32981	Crestor	6622	20
Roche	36984	Rituxan	6493	18
Pfizer	57747	Lipitor	9577	17
Sanofi	38795	Lantus	5446	14
Merck & Co.	43120	Singulair	4875	11
Novartis	53932	Diovan	5665	11

Il apparaît alors évident que la perte du brevet de ces médicaments est extrêmement problématique pour leurs titulaires. Le « patent cliff » aboutit à une perte massive de chiffre d'affaires. La tombée dans le domaine public des brevets, 20 ans après leur date de dépôt (ce qui correspond à environ 10 ans d'exploitation), profite pleinement aux laboratoires génériques qui produisent alors à bas coûts ces traitements.

A titre d'exemple, on peut citer le Lipitor® du laboratoire Pfizer. Il s'agit du blockbuster le plus profitable jamais mis sur le marché. Les ventes en 2011 qui étaient de 13 milliards de dollars ont chuté brutalement en 2012 à l'expiration du brevet pour atteindre péniblement les 3,9 milliards. Cela représente une perte de 70%. Cette perte financière se traduit par une catastrophe humaine avec des suppressions de milliers d'emplois.

Le graphique ci-après montre les évolutions des parts de marché de trois spécialités, le Mopral®, le Plavix® et le Zocor® durant les 16 mois suivant l'expiration du brevet :

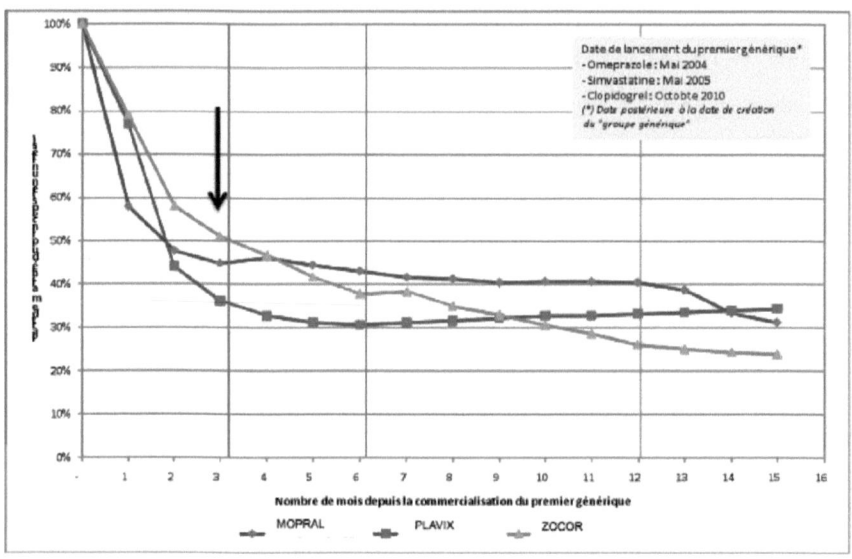

Source: IMS Health – Xponent Hebdo, Septembre 2010

Figure 12: Impact de l'arrivée d'un générique sur le chiffre d'affaires d'un médicament princeps

La perte de brevet fait pression sur l'innovation, seuls les laboratoires possédant un pipeline solide pourront absorber l'impact de la perte de propriété intellectuelle et envisager de la croissance. Cependant là aussi les laboratoires rencontrent des difficultés, la productivité de la R&D étant mise à rude épreuve.

- **Recherche & Développement**

La R&D est une phase fondamentale pour l'industrie pharmaceutique, car elle nourrit les réserves de projets de l'entreprise et influence directement ses performances futures.

Ainsi, la R&D doit être efficace afin de proposer le plus rapidement possible de nouveaux produits qui aboutiront à la génération de nouveaux revenus.

Les dernières décennies ont été marquées par de nombreuses découvertes et innovations dans le domaine biopharmaceutique. Toutefois, ces dernières années, alors que les dépenses de recherche augmentent, le nombre de nouveaux produits mis sur le marché suit une progression bien moins soutenue : l'efficacité de la recherche et du développement est en diminution.

Le ralentissement du rythme d'innovations est attribuable, en partie, à la complexité technique et scientifique des cibles sur lesquelles l'industrie se concentre actuellement. Cette complexité est globalement beaucoup plus importante que celle des découvertes passées. Ainsi, les avancées médicales demandent un effort (de temps et surtout financier) plus soutenu que celles ayant caractérisé le passé de l'industrie. D'autre part, à cette difficulté s'ajoute celle associée à la complexification de la régulation, qui rend l'obtention d'un brevet plus long et moins fréquent.

L'exemple de la France illustre très bien ce phénomène en regardant l'évolution du nombre et du niveau d'Amélioration du Service Médical Rendu (ASMR) accordés au cours de ces dernières années (LEEM, 2011):

Tableau 4: Evolution du nombre et du niveau d'ASMR accordés de 2001 à 2010

Année	Nombre situations thérapeutiques améliorées	ASMR I	ASMR II	ASMR III	ASMR IV
2001	52	5	19	28	
2002	44	9	5	15	15
2003	42	5	6	9	22
2004	52	3	14	18	17
2005	48	2	12	19	15
2006	58	4	16	19	19
2007	51	3	13	20	15
2008	31	2	5	3	21
2009	42	5	5	10	22
2010	35	3	3	7	22

Source: « Bilan annuel des avancées thérapeutiques 2010 des Entreprises du Médicament », LEEM. (2011)

Le nombre d'ASMR I et II a diminué progressivement au profit des ASMR III et IV puis le nombre total d'ASMR I à IV a fortement diminué. Le bilan 2013[1] (HAS, 2013) montre que la tendance s'aggrave :

Tableau 5 : Détail des ASMR accordés en 2012

Niveau d'ASMR	Nombre d'ASMR N (%)
I	0
II	3 (1.4%)
III	5 (2.4%)
IV	16 (7.7%)
V	183 (88%)
Commentaire	1 (0.5%)
TOTAL	208

Source: « Rapport annuel d'activité 2012 »., HAS. (2013)

La diminution de la productivité de la R&D s'explique également par une augmentation des exigences règlementaires vis à vis des nouveaux traitements diminuant le nombre d'innovations thérapeutiques soumises à leur évaluation.

- **Réglementaire :**

L'environnement réglementaire encadrant les laboratoires se durcit. L'action de la réglementation se fait sentir à deux niveaux :

- Il y a eu une augmentation des exigences pour l'obtention des agréments nécessaires à la commercialisation des nouveaux médicaments. Le traumatisme des scandales sanitaires récents restant présents aux esprits, la FDA comme l'EMA recherchent une démonstration par l'industrie pharmaceutique de l'innocuité des traitements au cours des essais cliniques, ce qui a pour conséquence une augmentation significative de leur durée. De plus les autorités sont également de plus en plus à la recherche de données sur le « comportement » en vie réelle des traitements.

Contrainte imposées par la FDA	1999	2005	Taux de croissance sur 6 ans
Nombre de procédures par protocole d'essai	96	158	65 %
Effort de travail de la part du personnel d'essai (mesuré en unités de travail-effort)	21	35	67 %
Durée moyenne d'un essai clinique (jours)	460	780	70 %

Source : Données NME de Parexel's Pharmaceutical R&D Statistical Sourcebook 2008/2009 par l'entremise de l'étude McKinsey, Pharmaceutical Research and Manufacturers of America.

---

[1] Rapport d'activité 2012 de la HAS

Cet accroissement des exigences sur les données cliniques impacte alors très lourdement le coût de développement d'un nouveau médicament.
- De nouvelles mesures coercitives ont été mises en place au niveau de la stratégie marketing des laboratoires. Les relations avec les professionnels de santé et avec les associations de patients sont réglementées et tout bénéfice en nature attribué doit être déclarée (loi Bertrand pour le système français).

Ces nouvelles règles s'additionnant aux anciennes compliquent la stratégie des laboratoires centrée sur les blockbusters et misant sur une communication massive comme évoqué précédemment. Avec la réglementation de la stratégie commerciale, les autorités exercent un contrôle sur le volume des ventes, mais les actions ne s'arrêtent pas là, plus récemment l'accent a été mis sur le contrôle des prix et des remboursements.

- **Prix/remboursement :**

Les dépenses de santé ayant progressé à un rythme très soutenu au début des années 2000, en dépassant nettement la croissance du PIB, les organismes financeurs sont devenus de plus en plus soucieux du contrôle de ce poste de dépenses. Le graphique ci-après donne l'évolution des dépenses de santé au regard du PIB sur la période 2000/2010.

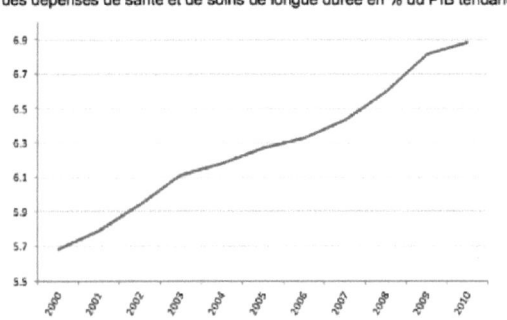

Figure 13: Evolution des dépenses publiques de santé et de soins de longue durée dans les pays de l'OCDE

Pour faire face, les Etats ont mis progressivement en place des mesures de contrôle des dépenses. Alors qu'elles ont progressé en moyenne de près de 5 % par an entre 2000 et 2009, leur croissance s'est depuis ralentie au point d'atteindre 0.5 % environ en 2010 et 2011. Les chiffres préliminaires dans certains pays semblent indiquer une tendance similaire en 2012. (Source OCDE 2013)

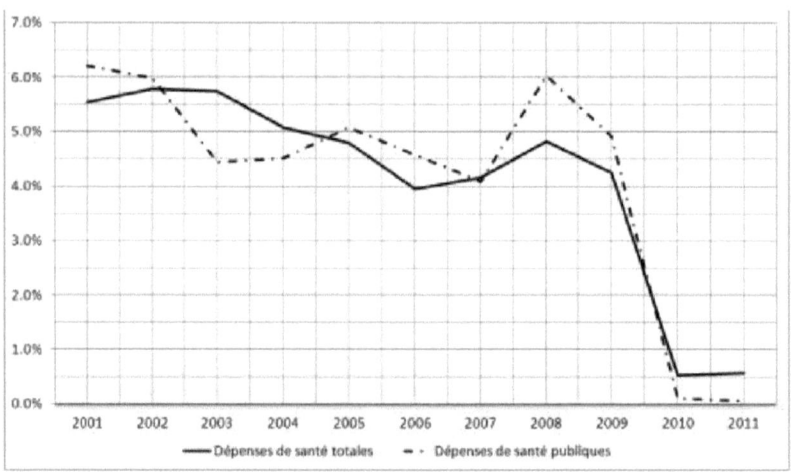

Source: « Les dépenses de santé continuent de stagner dans les pays de l'OCDE », OCDE 2013

Figure 14: Moyenne OCDE des taux de croissance des dépenses de santé 2000 à 2011

Les réductions des dépenses publiques de santé dans les pays de l'OCDE ont touché l'ensemble des composantes du secteur. Cependant, les dépenses de médicaments ont fait partie des cibles privilégiées : elles ont reculé légèrement en 2010, puis plus nettement en 2011. Les dépenses liées aux médicaments sont plus faciles à contrôler que les autres postes de dépenses. Outre l'encouragement à l'usage des génériques, de nombreux pays ont exigé des baisses de prix directement auprès des laboratoires comme ce fut le cas pour la France de manière répétée dans ses Lois de Financement de la Sécurité Sociale. Le PLFSS 2013 fait reposer l'essentiel des économies à réaliser sur le médicament. En effet, une économie de 876 millions € est prévue sur les produits de santé qui sera en partie réalisée grâce à une baisse des prix des princeps et des génériques (530 millions €) ainsi qu'une diminution des remboursements des dispositifs médicaux (75 millions €).

Par ailleurs, certains pays ont renforcé la participation des patients au coût des médicaments et réduit la couverture. En 2011, le Portugal, la Grèce et l'Espagne ont diminué les dépenses de médicaments délivrés sur ordonnance de, respectivement, 20%, 13% et 8%. En Espagne, la part des génériques (dans la consommation totale) a plus que doublé entre 2006 et 2011.

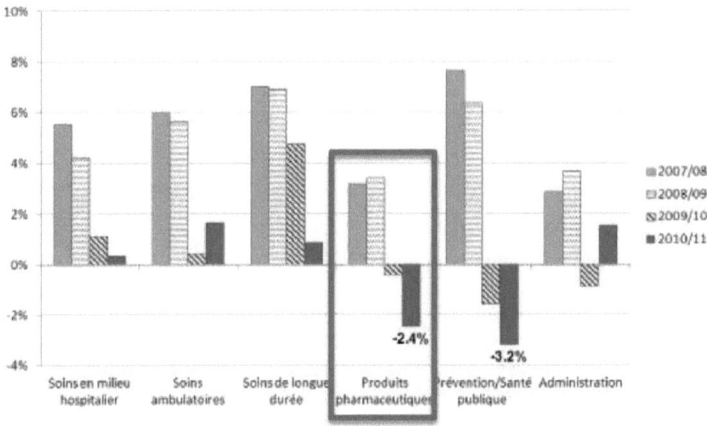

Source: « Les dépenses de santé continuent de stagner dans les pays de l'OCDE », OCDE 2013
Figure 15: Croissance moyenne des dépenses de santé publique par fonction, pays de l'OCDE, 2008-2011

Compte tenu du très faible niveau de progression des dépenses de santé dans l'ensemble des pays de l'OCDE en 2010 et 2011, la part du PIB consacrée à la santé a reculé légèrement dans la plupart d'entre eux. Les dépenses de santé représentaient 9.3 % du PIB en moyenne dans l'OCDE en 2011, contre 9.5 % en 2010. Si l'on exclut les dépenses d'investissement, les dépenses de santé courantes en pourcentage du PIB sont passées de 9.1 % en moyenne en 2010 à 9.0 % en 2011.

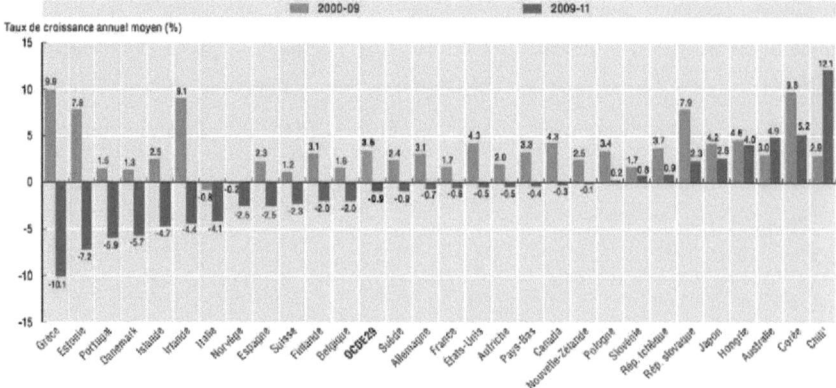

Figure 16: Variation des dépenses pharmaceutiques par habitant, en termes réels, 2000-11
Source: « Les dépenses de santé continuent de stagner dans les pays de l'OCDE », OCDE 2013

L'obtention d'un remboursement comme la négociation des prix au lancement d'un nouveau médicament deviennent extrêmement délicates pour les laboratoires et impactent très fortement le chiffre d'affaires et leur profitabilité.

D'après une étude de Deloitte et Thomson Reuters, le retour sur investissement des douze plus grands groupes pharmaceutiques a chuté de plus de 3 points en 2 ans pour passer de 10,5 en 2010 à 7,7 en 2011 puis 7,2 en 2012. La profitabilité diminue. Une récente projection proposée par Xerfi[1] sur les perspectives d'évolution de l'industrie pharmaceutique en 2014 illustrée par le graphique ci-contre, montre l'évolution de l'excédent brut d'exploitation (EBE). On observe que cet indice est passé de 10% à 6% soit une baisse de 40% en l'espace de 3 ans. (Pour rappel, l'EBE correspond à la ressource d'exploitation, après paiement des charges de personnel mais avant amortissement, dégagée au cours d'une période d'activité (source Verminnen)). Il ne faut pas oublier que les laboratoires pharmaceutiques sont pour le plupart des sociétés côtées en bourse

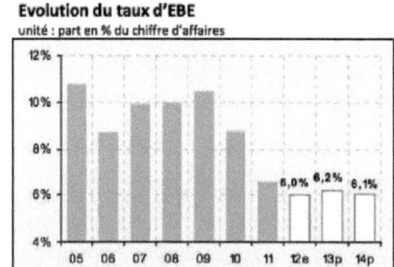

---

[1] *Industrie Pharmaceutique : Prévisions 2014*, Xerfi (2013)

et doivent à ce titre répondre aux attentes de leurs actionnaires. Le modèle d'affaires actuel garantit la perte des revenus tous les 10 à 12 ans.

    ii.   Les nouvelles tendances du marché

Dans le même temps, le marché a évolué. La population vieillit, les nouvelles technologies ont donné un nouveau rôle au patient devenant plus acteur de sa santé, les producteurs de soins ont acquis la possibilité d'entretenir une relation personnalisée et continue avec leurs patients... Le marché se métamorphose petit à petit, la demande de création de valeur est de plus en plus forte. Outre le vieillissement de la population, les grandes caractéristiques de ce marché de la santé 2.0 sont les suivantes :

- **Patients connectés et informés**

Ces dernières années, la « relation » que le patient entretenait avec sa pathologie et les acteurs de sa prise en charge a profondément évolué. Le rapport de force s'est progressivement atténué allant même dans certains cas jusqu'à s'inverser. Ce patient 2.0 ou e-patient qui exige une relation d'égal à égal avec son médecin, quitte à remettre en cause son diagnostic ou son approche thérapeutique. Il peut être défini comme un individu (conférence ted de Dave Debronkart, « Meet e-patient Dave ») :
- Equiped : Le patient est équipé, il est doté à la fois des connaissances clés pour comprendre sa pathologie, son évolution et sa prise en charge. Il possède également les dispositifs qui permettront de suivre à domicile les paramètres physiologiques clés.
- Enabled : Le patient devient capable de faire des choix sur sa prise en charge, parfois de la remettre en cause, et de s'assurer que ses choix soient respectés.
- Empowererd & Expressive: Le patient gagne en puissance, il s'exprime davantage et sa voix est écoutée et respectée. Il s'exprime sur les réseaux sociaux dédiés aux malades et donne son avis sur son traitement, son hôpital et les professionnels de santé qui le soignent.
- Engaged : Le patient ne reste pas simple spectateur de sa pathologie et cherche à être impliqué. Il fait partie du processus décisionnel de sa prise en charge.
- Equal : Le patient souhaite établir un rapport d'égal à égal avec son médecin et les autres acteurs de sa prise en charge.

- Expert : Le patient devient expert de sa pathologie et se porte comme expert devant les patients atteints du même trouble.
- Electronic : Le patient est connecté et grand consommateur de réseaux sociaux.

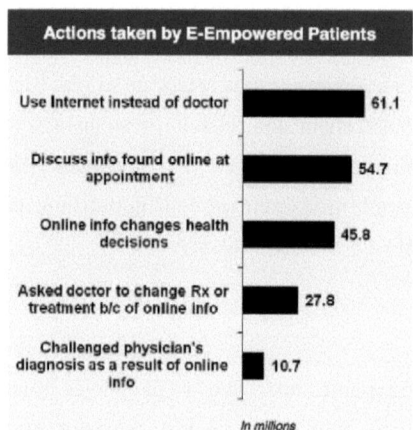

En résumé les patients changent progressivement leur position par rapport à la façon de gérer leurs pathologies comme l'illustre ce tableau proposé par Cybercitizen (Manhattan Research) qui estime que, parmi la population américaine, 99 millions d'individus se comporteraient comme des e-patients. Il s'agit de près de 30% de la population américaine. Ces évolutions comportementales massives du patient sont dues à plusieurs phénomènes dont majoritairement l'émergence des sites d'informations médicales, des forums (Doctissimo en France) ou encore des réseaux sociaux (patients like me aux Etats- Unis ou Carenity en France). Cette évolution frappante est systémique et concerne également l'Europe comme l'illustre le graphique ci-après :

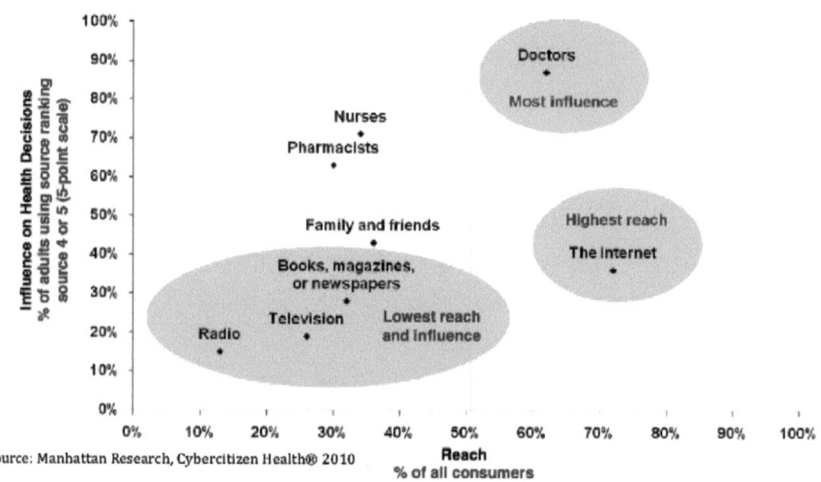

Figure 17: Influence des différentes sources d'information en santé

Si le médecin est de loin la source d'information de santé la plus fiable, ce n'est pas la plus sollicitée. Il y a fort à parier que cette tendance gagnera en importance dans les années à venir avec notamment l'émergence de nouvelles sources d'informations de qualité. On remarquera enfin que suivant le type de pathologie dont souffre le patient sa réaction sera différente et il agira plus ou moins comme un « e-patient » :

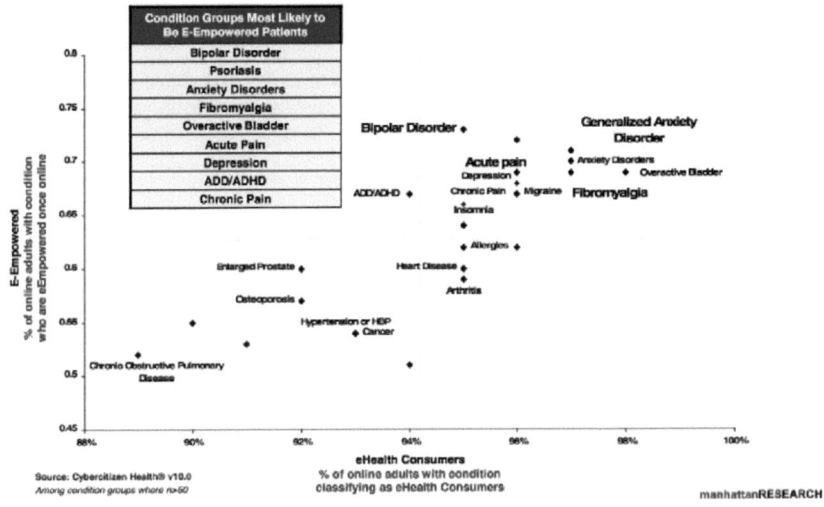

Figure 18: Propension des patients à être acteurs de leur prise en charge pour chaque pathologie

- **Boom des maladies chroniques**

Comme évoqué dans la première partie, la gestion des maladies chroniques est devenue le challenge des systèmes de santé. La progression du nombre de patients en affection de longue durée (ALD) n'a fait que croître ces dernières années. Les explications sont nombreuses : dégradation du style de vie (habitudes alimentaires et activités physiques), progrès médical permettant la stabilisation des patients... Les financeurs sont en attente de solutions permettant

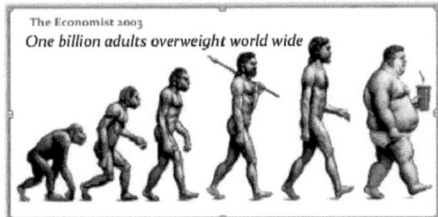

35

d'éviter les situations de crise et d'améliorer l'efficience de la prise en charge des patients. Les entreprises du médicament ont la possibilité de créer des partenariats vertueux avec des acteurs locaux. Se rapprocher des financeurs pour apporter des réponses à leurs problématiques permet d'inverser le rapport de force et de se positionner à leur coté. Des modèles apparaitront permettant la génération des économies dans la prise en charge des patients. Cela pourra se traduire par un transfert des enveloppes budgétaires allant de l'hôpital vers des solutions de médecine de ville. Cette relation gagnante doit pouvoir faire émerger de nouveaux modèles permettant la génération de revenus réguliers.

- **Non adhérence aux traitements**

Selon l'OMS[1] (OMS, 2003) seuls 50% des patients seraient adhérents à leur prise en charge. Il s'agit d'un vaste problème de santé publique qui bien que connu est délicat à résoudre. Les raisons sont nombreuses (classe sociale, peur de dépendance, mauvaise compréhension du traitement, durée du traitement, complexité du traitement, effets indésirables...), (Pharmaceutiques, 2008):

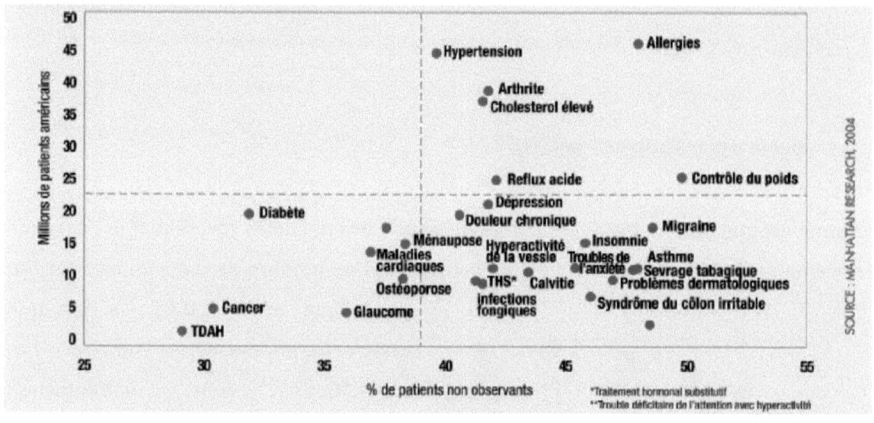

Figure 19: Estimation des patients non observants par pathologie

---

[1] *Adherence to long-term therapies: Evidence for action,* OMS (2003)

Une étude de PWC (2004) rapporte que l'impact de la non observance sur les coûts de la santé est terriblement élevé. Aux USA, il a été estimé entre 77 et 300 milliards de dollars par an, selon que l'on inclut la couverture des coûts directs, tels les médicaments gaspillés, les renouvellements d'analyses, les soins aigus ou d'urgence qui n'auraient pas été nécessaires autrement, ou s'il l'on inclut les coûts indirects, telles les pertes de productivité.

Par ailleurs, une étude publiée par Datamonitor avance que les effets cumulés du non respect par les patients de leurs traitements médicamenteux coûteraient à l'industrie pharmaceutique la bagatelle de 30 milliards de dollars. Seulement un tiers des malades serait totalement observant tandis qu'un autre tiers ne le serait que partiellement. Les nouvelles technologies permettant une responsabilisation des patients, la progression de ce sujet devrait être forte dans les années à venir. On trouve là encore un point de convergence entre les intérêts des industriels et ceux des systèmes de santé.

- **Les marchés émergents**

Avec des taux de croissance supérieurs à 5%, des populations comptant des centaines de millions d'individus, les marchés émergents sont très attractifs. Les perspectives de croissance sont bien plus prometteuses que sur les marchés dits matures où la croissance est nulle voire négative.

Il y a bien une opportunité et les laboratoires se doivent d'être présents sur ces marchés qui, demain se révèleront être les premiers contributeurs au chiffre d'affaires. Les échanges commerciaux sont déjà en forte progression, comme l'illustre l'étude Xerfi (« Industrie pharmaceutique, prévision 2014 ») ; sur la période 2008-2012 les exportations de l'industrie pharmaceutique française à destination de l'Asie ont progressé de 63,8% en valeur. Il s'agit cependant de traitements peu coûteux, dont souvent les brevets sont déjà tombés dans le domaine public. Ainsi comme l'illustre le schéma ci-après, la contribution des pays émergents au chiffre d'affaires des laboratoires pour le lancement de nouveaux produits est très faible[1]. (IMS Health, 2013):

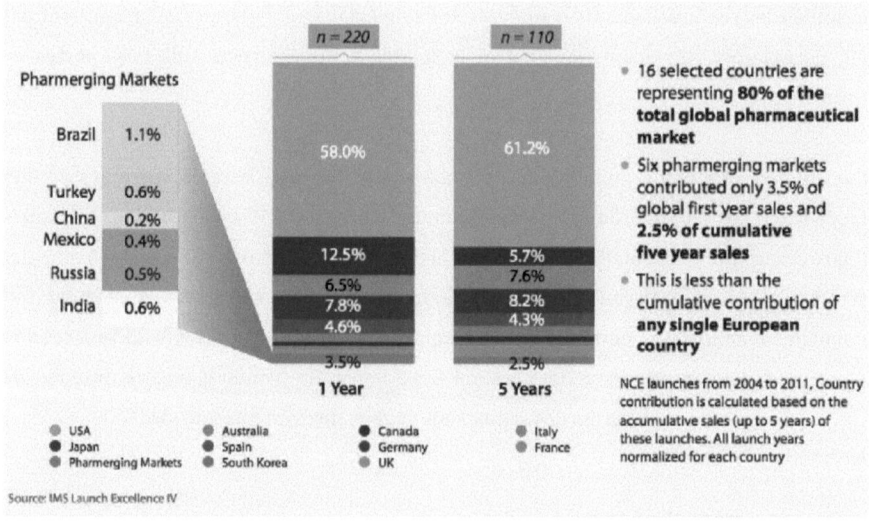

Figure 20: Contribution des pays émergents au chiffre d'affaires généré par le lancement d'un nouveau médicament

Le modèle économique des laboratoires étant fondé sur l'exploitation de la propriété intellectuelle des traitements, les marchés les plus stratégiques sont ceux où ils pourront apporter ces solutions innovantes et coûteuses. Les marchés émergents ne sont encore pas prêts à financer ces traitements, l'engagement des laboratoires doit être nuancé avec une ambition mesurée à court terme. Ce point soulève par ailleurs des questions éthiques sur la capacité des Etats moins riches à proposer des solutions thérapeutiques innovantes à leur population. Des partenariats avec des organisations non gouvernementales, permettent de limiter ce déséquilibre d'accès à l'innovation comme l'illustre la collaboration de Project HOPE et de Genzyme pour la mise à disposition gratuite du Cerezyme (traitement de référence de la maladie de Gaucher) auprès des patients les plus pauvres. Ce traitement pouvant coûter plus de 150 000 euros par an sauve les patients atteints de cette maladie d'une mort certaine. D'autres initiatives de ce type ont vu le jour dans le monde du vaccin, via la « Global Alliance for Vaccination

---

[1] IMS Health, Launch Excellence IV : a new launch environment (2013)

and Immunisation » (GAVI) qui, financée par la fondation Bill & Melinda Gates, a permis la vaccination de plus de 406 millions d'enfants dans les pays les plus démunis depuis 2000 (source GAVI Alliance Progress Report 2012).

- **Marché du bien vivre/bien vieillir**

Les individus sains comme les patients sont de plus en plus attentifs à leur style de vie et s'intéressent aux solutions de « quantified self » qui leur permettent de suivre un nombre croissant de paramètres (activité physique, alimentation, poids, activité cardiaque, sommeil) et de les comparer aux standards des grandes agences de santé (OMS le plus souvent). Cette évolution comportementale est liée au phénomène de « e-patients » abordé ci-avant. Les individus souhaitent être acteurs de leur prise en charge afin de favoriser leur bien-être et retarder la survenue de l'expression de la pathologie. On observe une évolution du schéma d'apparition des pathologies comme l'illustre la figue ci-après proposée par PeaceHealth Laboratories (2011) :

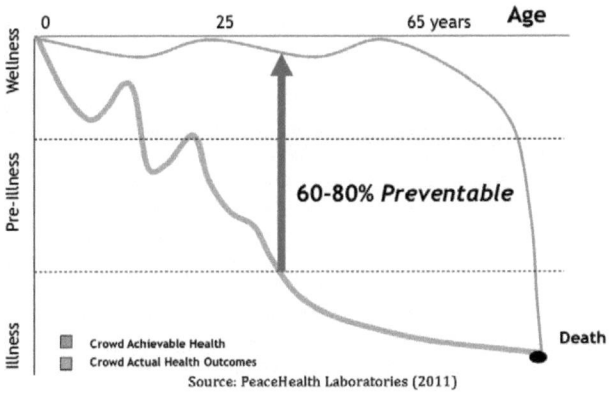

Figure 21 : Evolution possible du schéma d'apparition d'une pathologie

Cette tendance à la responsabilisation des patients est extrêmement intéressante et permet à la fois de gagner en efficience économique et en qualité de vie pour l'utilisateur. Le marché du « quantified self » est en plein essor et représente une communauté d'adeptes toujours plus importante.

La France n'est pas en reste de cette révolution technologique puisqu'une start-up française (Withings) s'est brillamment positionnée sur ce segment. Elle est en forte croissance et a réussi à lever 23,5 millions d'euros au mois de juillet 2013 (Les Echos, 2013), preuve de l'avenir de ce secteur.

L'industrie pharmaceutique évolue donc dans un environnement en profonde mutation où les nouvelles technologies peuvent permettre de se rapprocher des patients et d'augmenter la valeur ajoutée apportée par les nouveaux médicaments.

II. Evolution du modèle économique et e-santé : A quoi ressemblera le laboratoire pharmaceutique de demain ?

a. Vers un modèle économique 3.0

Pour s'adapter aux évolutions de ce secteur, les entreprises du médicament font évoluer leur modèle afin de préserver leur solidité future. La transformation est en cours et touche les laboratoires à plusieurs niveaux, allant du changement des stratégies de recherche, à l'ouverture à la médecine dite 4P ou encore à la modification de leur modèle commercial. Une étude d'un cabinet de conseil résume la transformation du modèle économique des laboratoires comme suit (Ernst & Young, 2011) :

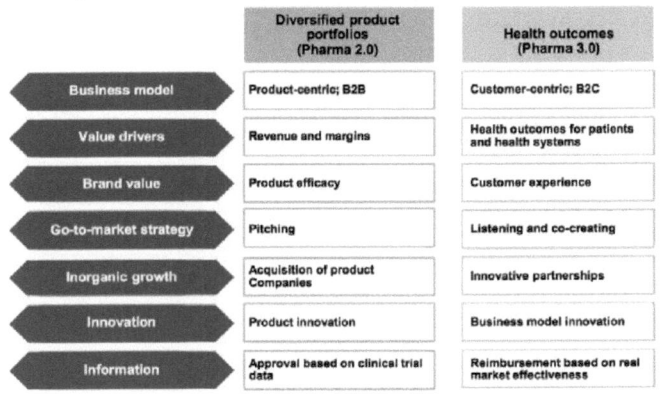

Source: « Progressions: Building Pharma 3.0 », Ernst & Young. (2011)

Figure 22: Evolution du modèle économique des laboratoires pharmaceutiques

Les laboratoires doivent se centrer sur les patients, attacher de l'importance à leur marque et s'engager dans des partenariats innovants et disruptifs afin de valoriser leur expertise en santé auprès de partenaires dans les différentes branches des nouvelles technologies. Le modèle du laboratoire de demain va évoluer pour transformer son « produit » (programme de recherche), modifier sa stratégie de fixation du prix (market access), innover dans le suivi de la distribution de ses traitements (partenariats publics privés) et poursuivre la transformation de son modèle promotionnel.

    i.   Evolution des programmes de recherche

De 2000 à 2010, de nombreux laboratoires pharmaceutiques ont investi massivement en R&D et acquis des dizaines d'entreprise à l'avenir prometteur. Au final, malgré cette stratégie agressive valorisant au maximum l'innovation, la productivité ne semble pas être au rendez-vous. Les blockbusters se sont faits de plus en plus rares, et le pipeline s'est inexorablement asséché.

Cependant, bien que les difficultés à innover soient dues en partie aux limites de la technologie chimique et à l'augmentation de la pression des autorités de santé, la stratégie de recherche de nouveaux médicaments est elle également contestable. En effet, durant de nombreuses années, l'accent a été mis sur le développement de traitements pouvant générer des centaines de millions de revenus chaque année (la direction de GSK en 2010 ne voulait pas se positionner sur des candidats médicaments ne pouvant générer plus de 500 millions de dollars par an, cas Harvard « Product Team Cialis: Getting Ready to Market », 2010). Cette focalisation sur un nombre limité d'aires thérapeutiques, avec la mise à disposition de traitements pour une population aussi importante que possible, a abouti à la production d'un petit nombre de médicaments dotés d'une efficacité non valorisée à sa juste valeur.

Cette stratégie a bien évolué comme l'illustre ce tableau proposé par IMS Health (IMS Health, 2013) :

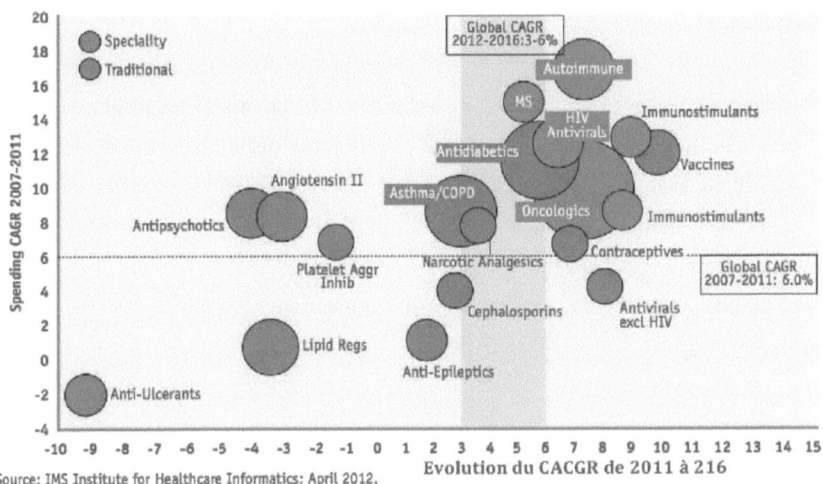

Figure 23: Prévision des aires thérapeutiques au marché potentiel le plus important en 2016

Le CAGR (Compound Annual Growth Rate) ou taux actuariel (taux croissance annuel moyen) en français est le taux de croissance composé : une somme qui passe de 100 à 121 en deux ans a crû à un taux actuariel (CAGR) de 10% l'an (source Vernimmen).

Le graphique montre donc l'évolution de la rentabilité des aires thérapeutiques qui sert de référence pour la définition de la stratégie de construction des programmes de R&D. La recherche s'oriente majoritairement vers l'oncologie, les maladies immunitaires et le diabète. De nombreux projets de recherche sont axés sur la production de solutions thérapeutiques très efficaces destinées à une population de malades très restreinte. Pour ce faire, la tendance est de favoriser les solutions thérapeutiques à la fois pour des pathologies orphelines le plus souvent rares, mais également pour des sous-groupes de plus en plus fins d'une pathologie grave et répandue.

Le diabète fait figure d'exception dans ce tableau. Sa présence s'explique tout particulièrement par la forte attente des financeurs pour de nouvelles solutions thérapeutiques permettant de limiter les coûts de prise en charge de cette pathologie chronique. Il est à noter que la progression de l'innovation médicamenteuse à son sujet a été particulièrement faible ces dernières années, les médicaments mis sur le marché n'ayant pas répondu aux attentes des organismes régulateurs en raison de leurs effets indésirables.

Oncologie, maladies auto-immunes, les candidats médicaments se focalisent de plus en plus vers des thérapies ciblées visant une personnalisation de la prise en charge des patients. Il en résulte des programmes de recherche de plus en plus complexes nécessitant des données précises sur les pathologies et des cibles de plus en plus étroites et compliquées à atteindre.
Il s'agit du premier pas vers la médecine « 4P » qui entend révolutionner notre système de santé.

ii. Modalité d'accès au marché

Longtemps limité à l'AMM, l'accès au marché constitue pour une entreprise pharmaceutique, une étape essentielle permettant d'assurer dans les meilleures conditions l'exploitation de ses médicaments. De son succès dépend le retour sur investissement nécessaire au financement de la recherche et du développement. L'accès au marché consiste à préparer au mieux la commercialisation des innovations médicales, puis à les maintenir sur le marché. Il fait appel à un continuum de compétences : scientifiques, épidémiologique, statistiques et économiques. Il a pour objectif :
- l'admission au prix et le remboursement,
- l'obtention de la recommandation d'un produit par les agences d'évaluation des interventions de santé,
- l'obtention d'un référencement sur les listes des produits habilités à être prescrits.

De mauvaises conditions d'accès au marché peuvent avoir des conséquences dramatiques pour les produits. Une variation de 1% du prix se traduit par une variation de 5 à 8% du profit selon le produit. On imagine les dégâts sur la viabilité commerciale d'un produit lorsque les prix obtenus sont de 20 à 60% inférieurs aux prévisions du laboratoire. Le niveau de remboursement affecte également directement le chiffre d'affaires de l'entreprise.

Dans les 10 prochaines années, seuls les médicaments considérés comme réellement innovateurs seront financièrement récompensés par un prix élevé. C'est pourquoi on observe une réorientation des efforts de R&D vers le développement de médicaments innovants, plutôt issus des biotechnologies, répondant à des besoins médicaux encore non ou mal satisfaits et visant ainsi des pathologies graves, souvent chroniques ou des stades sévères de maladies évolutives. Ces médicaments sont dits « de spécialité ».

Ces nouveaux médicaments dont plus de la moitié en développement sont issus des biotechnologies. Ils ciblent quelques milliers de malades dans des domaines thérapeutiques caractérisés par des besoins médicaux non couverts particulièrement importants. Cet apport thérapeutique est alors récompensé par un prix de commercialisation plus avantageux avec des coûts annuels de traitement pouvant être compris entre 10 000 et 100 000 euros par an (en comparaison, les traitements traditionnels s'établissent à moins de 500 euros par an).

iii. La médecine « 4P »

La médecine dite 4P vise une médecine prédictive, préventive, personnalisée et participative... Cette médecine du futur est le fruit de la convergence entre les sciences génétiques, les nanotechnologies, les sciences de la communication et de l'information et les sciences cognitives. Cet avenir plein de promesses vise la mise en place de solutions extrêmement performantes permettant à la fois de retarder l'arrivée des maladies (médecine prédictive et préventive) et également d'apporter la réponse la plus adaptée à chaque patient en prenant en compte jusqu'aux détails les plus précis de leur génome (médecine personnalisé) le tout dans un souci d'implication du patient visant à le rendre acteur de sa propre prise en charge (médecine participative). Par ailleurs, l'accent mis sur la prévention des pathologies permettra d'accroître significativement l'efficience économique des systèmes de soins, perspective vue comme un avenir salutaire par les organismes financeurs.

La médecine « 4P » devient progressivement une réalité et se ressent aujourd'hui sous la forme d'une tendance apportée par les nouvelles technologies. Cette médecine est le fruit d'une action coordonnée de tous les acteurs du système de santé, l'industrie pharmaceutique loin d'échapper à la règle est un élément moteur de cette évolution scientifique en apportant des médicaments extrêmement innovants. Les laboratoires font donc évoluer leur rôle pour proposer :

- **La conception de solutions personnalisées** : L'approche thérapeutique a considérablement évolué au cours du 20ème siècle. Fondée il y a une centaine d'années sur une approche réductionniste (analyse causale) de la pathologie, à l'heure actuelle, la science a pu à mettre en évidence les explications multifactorielles responsables de l'apparition et du développement des pathologies :

1900 : Approche réductionniste

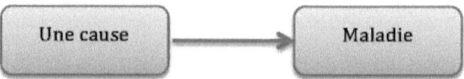

2010 : Approche multifactorielle : médecine personnalisée

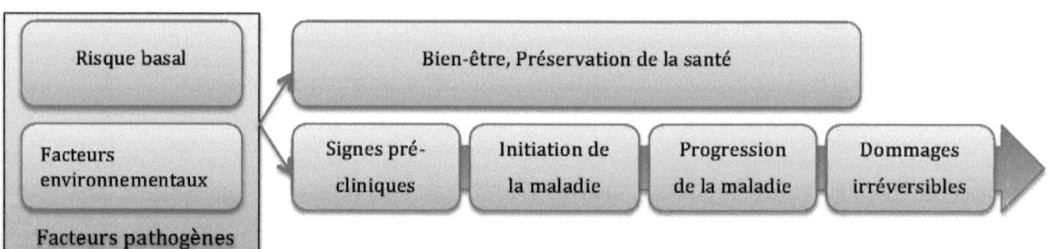

Comme l'illustre ce schéma la médecine préventive et personnalisée propose une approche thérapeutique adaptée au profil spécifique du patient. Dans ce cadre on propose une lecture des prédispositions génétiques du patient permettant d'anticiper sa réaction au traitement. Dans cette logique, on trouve déjà sur le marché des médicaments dotés de leur compagnon diagnostic comme c'est le cas de l'Herceptin® et du diagnostic proposé pour le traitement du cancer du sein détectant l'expression du récepteur HER2/neu prédictif de l'efficacité médicamenteuse. Si cette solution est encore marginale dans l'offre thérapeutique, ces solutions vont progressivement se généraliser comme l'illustre (PLETAN, 2014).

La médecine préventive ambitionne cependant d'aller beaucoup plus loin, en empêchant l'expression de la pathologie dès l'identification des facteurs de risque. Aujourd'hui les exemples sont encore assez peu nombreux, on citera tout de même l'exemple de la phénylcétonurie dépistée à la naissance et corrigée par un régime alimentaire adapté (soin par des facteurs environnementaux). La médecine préventive propose une intervention de plus en plus précoce dans la vie des individus pouvant aller même jusqu'à la sélection d'embryons non porteurs de « gènes malades ». Genzyme propose un test génétique pour le diagnostic de la maladie de Gaucher permettant la sélection du « bon embryon ». Si cette solution est fiable et intéressante par de nombreux aspects, l'approche soulève de grandes questions éthiques quant à la sélection des individus ayant le droit de vivre. Ce progrès ne pourra être qu'accompagné d'un encadrement réglementaire strict.

- **Une collaboration avec les professionnels de santé :** Les laboratoires se rapprochent des praticiens pour les aider à bien segmenter les patients et leur administrer le bon traitement au bon moment selon la pathologie du patient. Comme évoqué ci-avant, l'approche de la médecine personnalisée aboutit à une segmentation des pathologies en sous populations toujours plus fines. Par exemple, dans le cas du cancer du poumon, il est maintenant possible de subdiviser les tumeurs en plusieurs sous groupes aux profils histologiques distincts, fonctions de mutations (Harris, 2010) :

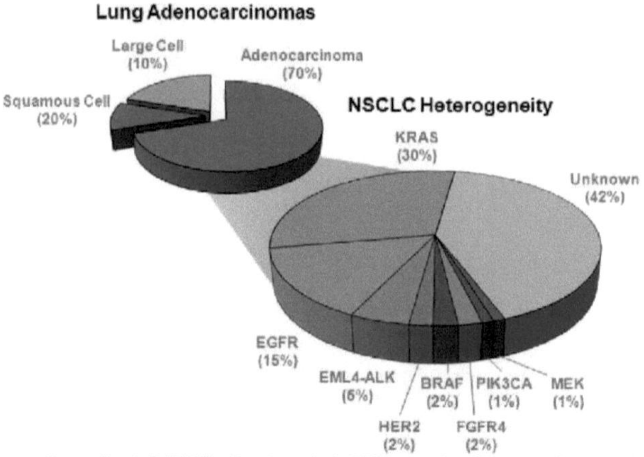

Lung Adenocarcinomas

- Large Cell (10%)
- Adenocarcinoma (70%)
- Squamous Cell (20%)

NSCLC Heterogeneity

- KRAS (30%)
- Unknown (42%)
- EGFR (15%)
- EML4-ALK (5%)
- BRAF (2%)
- PIK3CA (1%)
- MEK (1%)
- HER2 (2%)
- FGFR4 (2%)

Source: Harris, T. (2010). « Does Large Scale DNA Sequencing of Patient and Tumor DNA Yet Provide Clinically Actionable Information? », Discovery Medicine.

Figure 24: Stratification des cancers du poumons par mutation et/ou surexpression de plusieurs oncogènes

Il en résulte une multitude de sous pathologies nécessitant une approche thérapeutique spécifique. Les professionnels de santé auront besoin d'être accompagnés pour mener à bien la prise en charge de leurs patients.

- **Une collaboration avec les financeurs** : Rapprochement des financeurs pour apporter des solutions moins coûteuses au niveau du système de santé. La prise de conscience de l'écosystème par les laboratoires pharmaceutiques permet d'apporter des solutions favorisant des économies globales au niveau du système de soins en encourageant une approche de prévention, de gestion des risques ou de « success fee ».

iv. Développer une politique de gestion des risques de santé / Partage de risques avec les financeurs

Dans un souci de recherche d'efficience, les autorités de santé souhaitent avoir un retour sur l'usage, en « vie réelle » des traitements proposés aux patients. Il est alors utilisé soit pour évaluer la qualité de la solution thérapeutique, soit pour évaluer le comportement du patient vis à vis de sa pathologie.

Ainsi, le 22 octobre 2013, un arrêté (Ministère de la santé, 2013)[1] conditionnait le remboursement d'un traitement par la Sécurité sociale au comportement du malade. Ce dispositif législatif ne concernait que les patients souffrant d'«apnée du sommeil». Pour rappel, cette pathologie se traduit par des pauses respiratoires de plusieurs dizaines de secondes pouvant se répéter jusqu'à une centaine de fois durant la nuit. Cette maladie chronique est un handicap majeur. Source d'inconfort durant la nuit, elle a diverses conséquences durant la journée (fatigue chronique, somnolence) et peut être la cause, au fil du temps, de pathologies cardiovasculaires. On estime qu'il y aurait en France entre un et trois millions de personnes concernées (HAS, 2013).

Il existe un traitement de référence: la pression positive continue (PPC). Le traitement nécessite le port d'un masque qui doit impérativement être gardé toute la nuit. Aujourd'hui en France, environ 500.000 personnes sont équipées à leur domicile d'un appareil à PPC. Ce matériel est installé gratuitement au domicile via un système de location pour un coût moyen d'environ 20 euros par semaine. Les caisses d'assurance maladie prennent en charge 60% de cette somme, le reste l'étant par les assurances complémentaires.

Jusqu'à présent, les malades disposaient de machines qui étaient contrôlées deux fois par an par le prestataire. Cependant, l'arrêté du ministère de la Santé prévoit que seuls les patients qui suivent bien leur traitement continueront à être pris en charge par l'assurance-maladie. L'enjeu est une dépense non justifiée de 80 millions d'euros dus à des patients non observants.
Pour évaluer l'usage et l'efficacité du dispositif par le patient, les machines sont équipées de systèmes de télémédecine permettant d'analyser les flux d'air que reçoit le malade – ce qui permet de savoir avec précision s'il utilise bien son appareil et pour quelle durée.

Si le Conseil d'État vient de suspendre l'exécution de l'arrêté le 17 février 2014 pour répondre aux inquiétudes de patients trouvant ces solutions très intrusives, il y a fort à parier que ce type d'approche reviendra sur le devant de la scène et sera proposé pour bien d'autres prestations.

---

[1] *Arrêté du 22 octobre 2013 Modification des modalités d'inscription et de prise en charge du dispositif médical à pression positive continue,* Ministère de la santé (2013)

Le télé-suivi permet d'accroitre la qualité de la prise en charge des patients, les responsabilise et aide les médecins à mieux mesurer l'efficacité des traitements administrés à leurs patients.

L'évaluation des traitements en « vie réelle » est certes complexe à mettre en place pour nombre de traitements, de plus, le contexte réglementaire sur le recueil des données de santé par les industriels est lui aussi peu clair et peu permissif. Cependant, l'attrait que représente cette opportunité de contrôle de l'efficience des prises en charges est telle qu'elle semble inéluctable à l'avenir. Tant d'un point de vue de santé publique que d'un point de vue économique, les systèmes de santé ont intérêt à privilégier ces solutions. Ce changement de paradigme peut être source d'opportunités pour les laboratoires. La mise en place de « bouquets de soins » associant médicaments et services favorisant le contrôle de l'efficacité du médicament, permettrait d'augmenter la profitabilité du traitement tout en alignant les objectifs des financeurs et des laboratoires.

Les partenariats publics/privés impliquant les laboratoires pharmaceutiques surtout développés dans le cadre des projets de recherche, pourraient se révéler être une nouvelle approche de la commercialisation des nouveaux traitements.

v. Redéfinition de la stratégie commerciale

La stratégie commerciale des laboratoires a profondément évolué depuis le milieu des années 2000. Le changement du profil des médicaments proposés, allant du blockbuster à une thérapie plus ciblée, couplé à différentes mesures réglementaires, ont entrainé une chute progressive du nombre de visiteurs médicaux. L'effectif a donc vu son nombre fondre ces dernières années, partant de 24 000 en 2004 pour arriver à un peu moins de 15 000 en 2015 soit une baisse de 37,5% en 11 ans (Marketing Communication Santé , 2012):

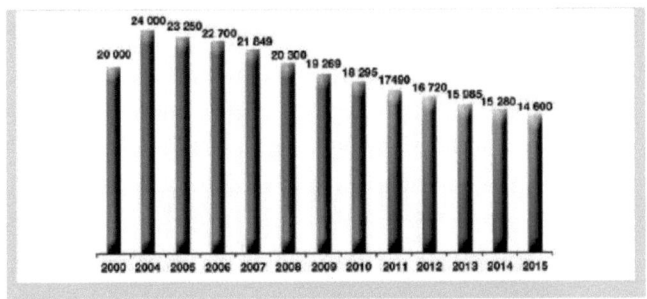

Source: « La pharma face à ses transitions », Marketing Communication Santé (2012)

Figure 25: Evolution des effectifs de la visite médicale à l'horizon 2015

La communication de masse laisse progressivement la place à une communication plus mesurée, laissant l'innovation parler d'elle même. Comme l'illustre le tableau récapitulatif d'une étude proposée par Deloitte (Deloitte, 2011)[1], la stratégie commerciale se résumera en une approche « evidence based » où les traitements apportant une innovation significative sur le marché nécessiteront une plus faible communication puisque leur avantage compétitif sera auto suffisant.

Les blockbusters du marché MG de ville: le progrès médical	Le progrès médical, économique et social
Une stratégie de volumes	Une stratégie de valeur
Les Mega sales force: une bataille de part de marché et de quête de nouveaux patients	Une stratégie de service et de satisfaction des clients
Les patients sont chez les prescripteurs (MG)	Moins de patients... 2e ou 3e ligne... chez les spécialistes
Une image déplorable	Trouver ses patients... chez les prescripteurs et ailleurs...
Un modèle à bout de souffle et saturé	Les fidéliser ...
Un marketing essentiellement axé sur un canal unique: la VM	Une image à reconstruire
	Evaluer l'impact sur les pratiques des NTIC

Source: « Diagnostic Sectoriel de main-d'œuvre pharmabio développement », Deloitte (2011)

Figure 26: Evolution des stratégies marketing

L'accent est de plus en plus mis sur les responsables scientifiques régionaux qui proposent une expertise médicale des traitements aux professionnels de santé. La

---

[1] *Diagnostic Sectoriel de main-d'œuvre pharmabio développement,* Deloitte (2011)

relation évolue donc d'une communication massive d'un vendeur (le visiteur médical) auprès d'un acheteur (le médecin) vers la mise en place d'un partenariat médecin-laboratoire, qui a pour objectif de tirer le meilleur parti de l'arsenal thérapeutique à disposition. Il en résulte une augmentation de la création de valeur délivrée au patient ainsi que la consolidation de la relation de confiance unissant le médecin à l'industriel.

> b. Pourquoi les entreprises du médicament ont intérêt à s'impliquer dans l'écosystème de la e-santé ?

Comme vu précédemment, les nouvelles technologies représentent des relais de croissance et également des opportunités de développement de marchés matures. Elles permettent par la génération de nouveaux services un rapprochement du consommateur final. Cependant cette approche engendre un éloignement du « core business » et soulève inévitablement de nombreuses questions :

> i. Comment intégrer la télésanté ?

L'intégration des laboratoires sur les sujets de télésanté peut prendre de nombreuses formes suivant la nature du positionnement qui est envisagé. Cela peut passer par la création de dispositifs médicaux communicants couplée à la mise en place d'applications mobiles et d'une plateforme web comme la solution « Diabeo » proposée par Sanofi.

Une autre approche consiste en la mise à disposition d'applications mobiles aux patients comme aux médecins. Ces solutions sont déjà proposées par de nombreux laboratoires, mais peinent à toucher leur cible.

Enfin, il est possible de mettre en place des solutions pour conseiller les patients comme les personnes saines. Le coaching peut être centré sur l'utilisation des traitements (programme d'apprentissage à l'usage des médicaments) ou encore sur le style de vie (ex : alliance entre Bayer et Hostel Mission pour la mise en place de solution d'hôtellerie avec parcours de santé, alimentation équilibrée, formation au monitoring de paramètres clés du style de vie...).

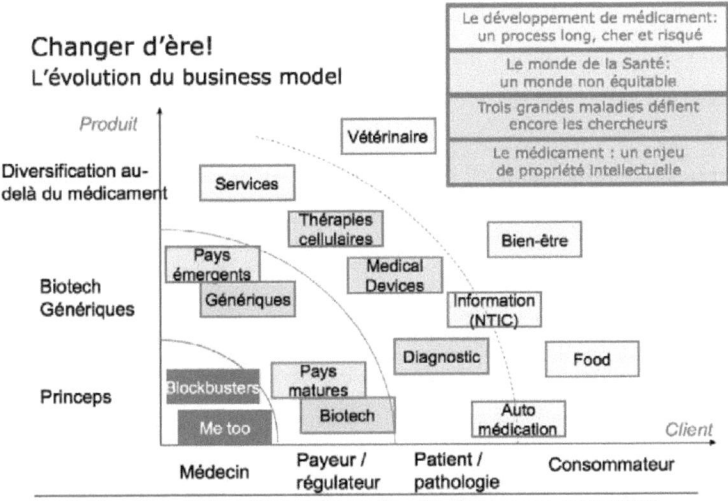

Source: « Diagnostic Sectoriel de main-d'œuvre pharmabio développement », Deloitte (2011)

Figure 27 : Evolution du modèle économique

Dans toutes ces situations, cette stratégie doit avoir deux objectifs :
- Ajouter un service à un produit à haute valeur ajoutée : il s'agit dans ce cas d'ajouter un service permettant de faciliter l'observance, d'améliorer la traçabilité ou d'accroitre l'accessibilité d'une innovation thérapeutique.
- Mettre en place une solution permettant de répondre à un besoin médical non couvert.

ii. Pourquoi est-ce stratégique de se positionner sur ce marché ?

Le positionnement sur la e-santé est stratégique car ce secteur en pleine construction offre la possibilité aux laboratoires d'acquérir des avantages concurrentiels décisifs par une entrée précoce sur ce marché. Les enjeux de ces projets sont multiples et sont à déterminer en fonction de la nature du projet suivi. On peut distinguer les finalités suivantes :
- **Stratégie commerciale** : Il peut s'agir de mettre sur le marché de nouveaux produits et de créer une filière à part entière dans la stratégie commerciale du laboratoire. De plus, certaines solutions (applications mobiles par exemple)

permettent d'améliorer l'efficacité d'une molécule donnant la possibilité aux laboratoires de protéger leur produit de la concurrence. Il y a alors valorisation du produit par le service.

- **Prix/remboursement :** Il s'agit de récupérer des données sur l'usage en vie réelle des médicaments, afin de pouvoir argumenter face aux baisses de prix des organismes financeurs.

- **Essais cliniques :** Les essais cliniques peuvent bénéficier de ces solutions afin d'accroitre le nombre et la qualité des données utiles à l'évaluation clinique, puis médico-économique des nouveaux traitements.

- **R&D :** La R&D bénéficiera également de ce positionnement en récupérant des données précises sur la vie réelle des patients, leurs attentes, leurs symptomes... ce « croudsourcing » permettra une meilleure connaissance des patients et aboutira à de nouvelles solutions thérapeutiques. Par ailleurs, le « croudfunding » est une source de financement en pleine expansion qui pourrait être envisagée par les laboratoires pour les produits ou services innovants à délais d'accès au marché court.

- **Marketing :** le marketing pourra se positionner sur une stratégie de présence multicanale pour créer un effet de marque puissant auprès des patients. Cette approche aura un retentissement positif sur les produits grand public du laboratoire (OTC). De plus, l'utilisation des applications mobiles a déjà montré son intérêt dans le cadre de la visite médicale où le VM peut se reposer sur un contenu numérique complet lui permettant de gagner en efficience dans son exercice.

Ces solutions ont un impact fort sur toute la chaine de valeur d'un laboratoire, allant de la R&D à la commercialisation des nouveaux produits (ATKearney, 2013)[1] :

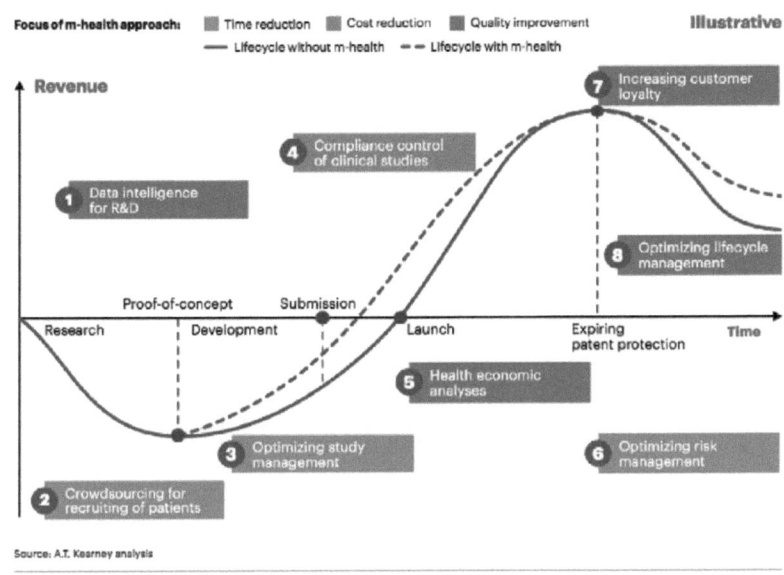

Figure 28: Impacts potentiels des solutions de mhealth sur la chaine de valeur d'un laboratoire pharmaceutique

iii. Quelles sont les forces et atouts des laboratoires ?

L'industrie pharmaceutique présente un savoir-faire unique pour transformer l'innovation scientifique en solution thérapeutique. Elle possède une expertise clé, reconnue et valorisable dans les domaines suivants :

- Expertise dans la commercialisation de produits de santé : parfaite connaissance des systèmes de santé et des modalités d'accès au marché. Les laboratoires possèdent des réseaux de forces de vente rencontrant l'ensemble des professionnels de santé qui peuvent être le bon vecteur de promotion des

---

[1] *Mobile Health : Mirage or Growth Opportunity ?*, ATKearney (2013)

nouvelles solutions de télésanté (par exemple : prescription d'applications mobiles)
- Compétence dans l'évaluation clinique des solutions thérapeutiques : les laboratoires sont dotés de services cliniques complets associés à des réseaux de centres hospitaliers et de cabinets de ville leur permettant l'évaluation clinique de nouvelles solutions thérapeutiques.
- Expertise dans l'évaluation médico-économique des nouvelles solutions : les évaluations médico-économiques devenant obligatoires pour tout nouveau traitement apportant une innovation thérapeutique, les laboratoires ont développé un savoir-faire pointu dans les évaluations de type coûts-efficacité, coûts-utilité et coûts-bénéfices.
- Process qualité pour le déploiement à grande échelle : savoir faire dans l'industrialisation des processus industriels.

Les laboratoires détiennent le savoir clé de la commercialisation, de la distribution et de l'évaluation des nouvelles technologies en santé. Ils sont ainsi un partenaire clé des projets de télésanté. Cependant les solutions de e-santé doivent faire face à une réglementation conséquente en matière de gestion des données personnelles et les laboratoires sont tout particulièrement surveillés à ce sujet.

iv. Un marché immature aux nombreuses barrières

Bien que très attrayantes, ces solutions méritent de prendre un certain nombre de précautions avant d'être mises en place. On peut distinguer quatre grands types de limites :
- Le sujet épineux des données privées

La collecte, l'analyse et le stockage des données de santé lèvent de nombreuses inquiétudes. Les préoccupations concernant la protection des données et la confidentialité restent une question fondamentale chez les consommateurs: beaucoup sont réticents à l'idée de stocker des données en ligne (cf. l'histoire difficile des dossiers de santé personnels comme la solution proposée par Google (Google Health) abandonné en 2012 - ou Microsoft (HealthVault)) ou de les envoyer par voie électronique à un médecin.

- Les limites inhérentes au marché :

La télésanté est un marché jeune en développement rapide qui n'a pas de cadre précis et dont le champ des possibles est particulièrement vaste. Comme tout nouveau marché, il faut en définir le contour afin de trouver le bon équilibre qui permet à la fois au laboratoire d'en tirer le plus grand bénéfice tout en apportant aux patients le meilleur niveau de service. Pour ce faire les modèles économiques sont à construire, et à ce titre les partenariats innovants seront très probablement des moteurs de construction de valeur apportée aux patients qui pourra alors être transformée en valeur économique.

- Les limites liées à l'équipement des populations et à leur rapport aux nouvelles technologies :

Le faible taux d'équipement tout comme la faible appétence pour les nouvelles technologies de certaines populations (par exemple les personnes âgées) limitent la capacité à atteindre certains groupes de patients potentiels.

- Les limites inhérentes aux laboratoires pharmaceutiques

Les laboratoires ont un positionnement axé sur les produits de hautes technologies qui leur confèrent une image souvent assimilée à des produits de luxe. Les produits de télésanté peuvent, comme on l'a vu, soutenir des spécialités pharmaceutiques et en ce cas conserver le même positionnement que les traitements qu'ils accompagnent, ou alors se positionner sur des problématiques liées aux styles de vie et en ce cas, le positionnement serait axé sur un marché de masse. La stratégie de communication n'est pas la même, et pour ne pas subir de « dommage d'image », il pourrait probablement être préférable de créer une nouvelle entité avec un nouveau nom de marque.

- Les limites inhérentes à la réglementation

La réglementation est très différente d'un pays à l'autre, mais tend à évoluer dans le même sens en limitant les rapports directs que le laboratoire peut avoir avec les patients ou les médecins. Les contours réglementaires sont assez flous, et il n'est pas toujours évident de savoir avec précision jusqu'où un laboratoire peut aller.

- Les limites inhérentes aux «idées reçues» de la population

L'industrie pharmaceutique souffre d'une image négative, de nombreux scandales ayant altéré la confiance du public envers les laboratoires (affaire Médiator, Diane 35, recherche sur les embryons...). Il y a une méfiance globale des populations envers les stratégies des laboratoires. Aussi, une diversification directe de leur activité avec des velléités commerciales trop prononcées pourraient avoir un impact très négatif et aboutirait à un rejet total de la solution. Inversement, une solution bien pensée apportant un service utile au patient pourra avoir un impact très positif. On peut citer le positionnement de Novartis « centré sur le patient » qui a mis à cette fin un ensemble de solutions pour venir en soutien des proches d'un malade (proximologie). Cette approche lui a permis d'être le laboratoire détenteur de la meilleure réputation en 2011 (enquête mondiale PatientView).

c. Le bon levier : la mobile-health

La mobile-health ou mHealth correspond à l'ensemble des solutions permettant, via l'usage des smartphones, d'améliorer la prise en charge des patients. Il s'agit d'utiliser des applications mobiles qui permettent de conseiller les patients, de les éduquer ou encore de suivre certains de leurs paramètres biologiques. La démarche se focalise sur le smartphone. Ces bijoux de technologies, dont la puissance progresse sans cesse, permettent d'intervenir massivement auprès de tous les patients en leur diffusant un message personnalisé. Cette souplesse dans les usages, associée à leur faible coût de mise en place, contribuent au large déploiement de ces solutions de mhealth.

i. Mobile & Health

- **Mobile : vers l'omniprésence des téléphones**

Nous avons bien souvent tendance à oublier que les ordinateurs n'ont rejoint notre quotidien qu'il y a une trentaine d'années et que l'essor de la téléphonie mobile n'a pas plus d'une vingtaine d'années. Aujourd'hui, le téléphone mobile est omniprésent et cette règle ne se limite pas aux pays développés comme le montre le graphique ci-après (Ericsson, 2013)[1].

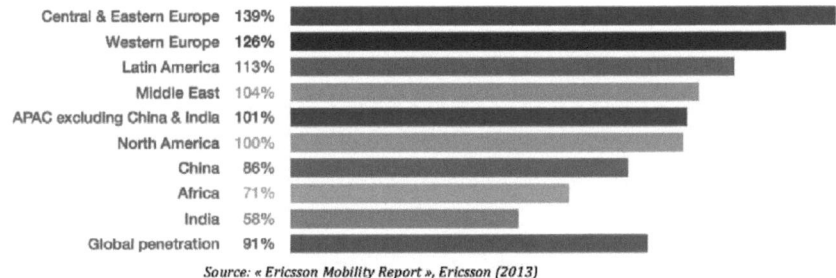

Source: « Ericsson Mobility Report », Ericsson (2013)

Figure 29: Taux de pénétration des téléphones par région

L'usage des téléphones mobiles est tel, que dans les pays développés, on observe qu'en moyenne les individus possèdent chacun 1,4 téléphone (un téléphone professionnel et un personnel par exemple). Parmi ces téléphones, on retrouve de plus en plus de Smartphones permettant un usage beaucoup plus poussé que le simple échange d'appels téléphoniques ou de SMS[2].

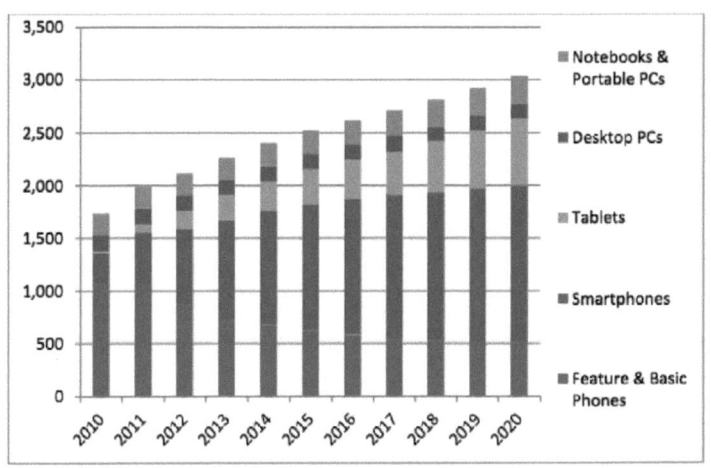

Source: « The mobile Healthcare (m-health) Bible : 2014-2020 », SNS Research

Figure 30: Nombre global de dispositifs connectés à internet en millions d'unités[1]

---

[1] *Ericsson Mobility Report,* Ericsson (2013)
[2] *The mobile Healthcare (m-health) Bible* : 2014-2020, SNS Research (2013)

Les Smartphones représentent une part grandissante des téléphones en circulation. Ils semblent devenir à terme l'appareil de référence comme l'illustre le graphique ci-avant représentant le nombre de « dispositifs » connectés à Internet. Par ailleurs, on remarque que le nombre de tablettes numériques progresse de manière soutenue. En 2020, elles devraient être le deuxième moyen d'accès à Internet après les Smartphones.

L'arrivée de ces nouvelles technologies fait évoluer notre façon de communiquer et permet d'apporter de nouveaux usages aux utilisateurs. Ainsi les téléphones intelligents permettent un accès à l'information, l'échange de données en tous genres (photos, vidéo, données personnelles...) ou encore l'accès à de nombreux services (services bancaires, e-commerces...). La modification des usages est illustrée par le graphique (Ericsson, 2013) ci-après montrant l'évolution de la consommation de données dans le temps (cette consommation est corrélée aux usages annexes des Smartphones)[1].

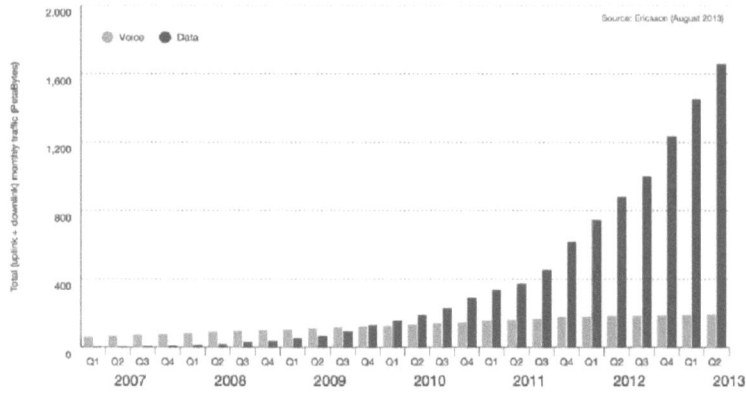

Source: « *Ericsson Mobility Report* », Ericsson (2013)

Figure 31: Evolution de la quantité de données échangées grâce aux téléphones (2007-2013)

Ces nouvelles tendances globales d'évolution des nouvelles technologies se retrouvent également dans le domaine de la santé.

---

[1] *Ericsson Mobility Report,* Ericsson (2013)

- **La MobileHealth (mhealth)**

Compte tenu du déploiement à grande échelle des solutions de téléphonie mobile, il y a naturellement eu une prolifération d'applications dédiées à des usages en santé. Elles sont destinées aux professionnels de santé, aux patients ou bien encore aux individus en bonne santé. Ces solutions regroupent, comme l'illustre le tableau ci-après, de nombreuses typologies d'usages allant du bien-être et de la prévention, à la gestion des maladies chroniques, à la prise en charge des situations de crise, ou encore à la gestion de la dépendance des personnes âgées (ATKearney, 2013)[1].

	TYPICAL FUNCTIONS AND ACTIVITIES	PAYERS
Wellness and Prevention	Measure weight, exercise, calories consumed	Consumer/family Caregiver (adult child or parent) Employer/plan sponsor
Chronic Disease Management	Diabetes: monitor blood glucose CHF: track weight Hypertension: track blood pressure COPD: measure strength of breath (spirometry) General: medication adherence	Health plan Employer/plan sponsor Provider (pay-for-performance or bundled-for-condition)
Acute Care, Post-Acute Care, and Rehabilitation	Prevent hospital readmission Monitor physical therapy at home	Medicare, under Accountable Care Act Health plan Employer/plan sponsor
Aging at Home	Medication optimization Remote monitoring of vital signs and activities of daily living Assistive technologies (e.g., smart home, smart wheelchair)	Health plan Consumer/family

Source: « *Mobile Health : Mirage or Growth Opportunity ?* », ATKearney (2013)

Figure 32: Solutions de mhealth par segment

Selon Imedicalapps.com (12 Juillet 2013), il y avait environ 20 000 applications médicales pour smartphones dans l'iTunes store et 8000 applications médicales dans le Google store (2ème plus grande plateforme d'applications mobiles). Il est à noter que la plupart de ces 28 000 applications ne bénéficient d'aucune garantie scientifique

---

[1] *Mobile Health : Mirage or Growth Opportunity ?*, ATKearney (2013)

puisqu'en mars 2013, la FDA n'avait approuvé qu'une centaine d'applications médicales. Par ailleurs, une étude d'IMS Health[1] (IMS Health, 2013) rapporte que plus de 50% des applications de mhealth ne dépassent pas les 500 téléchargements. Un des grands enjeux de ces solutions est donc de répondre à un vrai besoin des patients pour s'assurer de l'usage de l'application.

L'offre est en croissance forte, selon Research2Guidance, 500 millions de détenteurs de smartphones à travers le monde seront utilisateurs d'une application « de santé » d'ici à 2015. Un rapport daté de novembre 2011 par Juniper Research prédit que 142 millions d'applications de santé seront téléchargées en 2016 (Juniper Research , 2011).

ii. Mhealth et big pharma : Etat des lieux

Aujourd'hui, il existe près de 250 applications créées par des laboratoires pharmaceutiques disponibles sur iOS et Android. En comparaison des 20 000 applications dédiées à la santé proposées dans l'App Store, les grandes entreprises pharmaceutiques sont des acteurs marginaux de cet environnent. En outre, comme toutes les applications de mhealth, la plupart ne parviennent pas à générer plus de quelques milliers de téléchargements chacun. Le paysage mondial des solutions de m-santé en big pharma est le suivant.

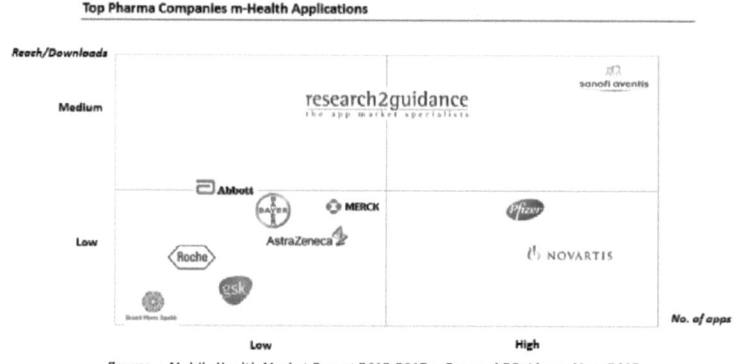

Source: « Mobile Health Market Report 2013-2017 », Research2Guidnce , Mars 2013

Figure 33: Nombre et succès des applications mobiles proposées par les 10 plus grands laboratoires pharmaceutiques

---

[1] *Patient Apps for Improved Healthcare*, IMS Health, Oct 2013

Pour comprendre la manière dont les laboratoires pharmaceutiques s'investissent dans l'univers de la mhealth, une analyse des 45 applications les plus populaires proposées par les 10 plus importants laboratoires pharmaceutiques a été réalisée. Le critère principal de classement retenu a été le nombre de téléchargements. La description globale de ces applications est proposée en annexe. La stratégie choisie par les laboratoires est très différente d'une entreprise à l'autre ; on peut cependant analyser certaines caractéristiques communes qui sont les suivantes :

Les applications ciblent les médecins

Les professionnels de santé et plus particulièrement les médecins sont les premières cibles des applications mobiles proposées par les laboratoires pharmaceutiques. C'est le contraire du marché mondial des applications mobiles dédiées à la santé, où les deux tiers des applications ciblent les patients. Cette tendance peut s'expliquer par le fait que les applications sont considérées comme des dispositifs de marketing, et que le client principal pour une entreprise pharmaceutique est le médecin.

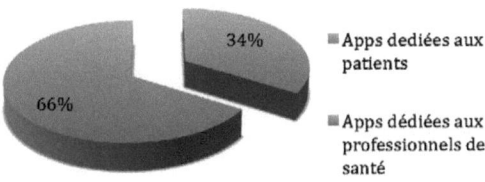

Source: Benchmark réalisé à partir des données de l'"App Store, Mars 2014

Figure 34: Cibles des applications mobiles

Proposition de valeur

La proposition de valeur est la caractéristique centrale de l'application. Elle est garante du succès ou de l'échec de l'application. Voici la proposition de valeur principale divisée en deux catégories suivant que l'utilisateur de l'application est un patient ou un professionnel de santé:

Proposition de valeur pour le médecin ou le professionnel de santé:
- Faciliter le diagnostic : L'application aide le praticien à diagnostiquer une pathologie et à établir un pronostic. L'application peut prendre la forme de cours interactifs, de conseils et recommandations, de cas cliniques ou autres qui vont permettre une augmentation de la connaissance de la pathologie.
- Faciliter la prescription des médicaments: ces applications aident les médecins à calculer le bon dosage pour chaque patient et rappellent les principales caractéristiques du traitement.
- Faciliter le suivi des patients : ces applications facilitent la communication entre les professionnels de santé et les patients.

La répartition de ces catégories d'usage est la suivante:

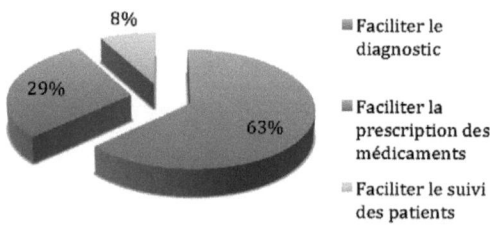

Source: *Benchmark* réalisé à partir des données de l'"App Store, Mars 2014

Figure 35: Proposition de valeur pour les professionnels de santé des applications mobiles

Proposition de valeur pour le patient ou le grand public:
- Amélioration de l'observance thérapeutique: favoriser la prise régulière des médicaments, rappel des rendez-vous chez les professionnels de santé, rappel des interactions médicamenteuses possibles.
- Gestion des maladies chroniques: ces applications aident les patients à suivre l'évolution de leur(s) pathologie(s) et proposent entre autres des graphiques récapitulatifs très utiles destinés aux médecins. La plupart de ces applications aident également les patients à améliorer leur style de vie.
- Prévention: ces applications proposent des conseils pour faire face à des situations spécifiques comme la grossesse

La répartition de ces catégories d'usage est la suivante:

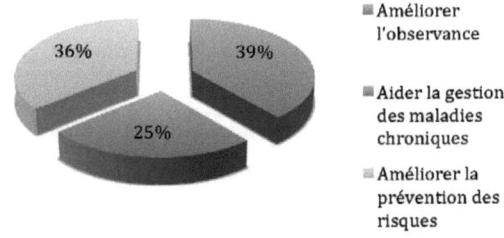

Source: *Benchmark* réalisé à partir des données de l'"App Store, Mars 2014
Figure 36: Proposition de valeur pour les patients des applications mobiles

Retours potentiels pour les laboratoires pharmaceutiques:

Toutes les applications sont des applications gratuites, il n'y a donc pas de retour direct sur la mise en place de ces solutions. Les laboratoires pharmaceutiques peuvent cependant espérer plusieurs autres types de retours :
- Augmenter la vente de médicaments: elle peut être due à une augmentation du nombre de diagnostics dans le cas de pathologies rares, l'aide à la prescription, ou encore l'augmentation de l'observance médicamenteuse.
- Améliorer la connaissance du produit : les données sur l'usage en vie réelle des médicaments peuvent avoir deux grands impacts :
    o Alimenter l'argumentaire pour la négociation des prix des médicaments
    o Influencer la R&D: le retour des patients sur leur pathologie permet d'aider le laboratoire à identifier les éventuels besoins médicaux non satisfaits pouvant faire l'objet d'une nouvelle stratégie thérapeutique
- Donner du poids à la stratégie de responsabilité sociétale d'entreprise
- Améliorer la réputation du laboratoire pharmaceutique ce qui peut avoir in fine un effet bénéfique lors des négociations avec les pouvoirs publics.

Les applications sont dédiées à des usages spécifiques :

De nombreuses applications proposées aux médecins sont centrées sur la gestion d'un seul paramètre de la pathologie ou du médicament. Dans de nombreux cas, la conception de l'application ne semble pas permettre un usage réaliste de la solution dans l'exercice quotidien d'un professionnel de santé.

Les applications sont faiblement intégrées aux médicaments

Les applications sont rarement liées à un médicament précis. Il pourrait être intéressant de coupler les applications avec les molécules produites par le laboratoire pour avoir une offre intégrée comprenant la molécule plus un service associé. Cette approche permettrait d'utiliser les applications pour éduquer et faire participer les patients à leur prise en charge, les responsabiliser et ainsi les rendre plus observants.
En associant leurs applications à des produits et services, plutôt que de les séparer, les sociétés pharmaceutiques peuvent utiliser l'espace mobile pour se connecter directement avec les patients et les médecins quand la législation le permet. En France, cette approche est complexe et la relation directe compliquée voire impossible.

Aire géographique des applications:

La plupart des applications sont limitées à un usage purement local. La barrière de la langue est bien entendu une limite au déploiement à grande échelle de ces solutions. Cependant, la principale raison semblerait plutôt être le fait que ces solutions sont vues purement comme des outils marketing dénués de stratégies globales.

Positionnement éthique:

Le positionnement éthique des applications peut être vu sous deux angles. D'une part on peut y voir une action positive très éthique, permettant d'améliorer la santé publique. D'autre part, une inquiétude légitime peut se poser sur l'usage des données de santé :
- <u>Amélioration de la santé publique :</u> La mise à disposition d'outils gratuits permettant l'amélioration du diagnostic des pathologies, l'amélioration de la prise en charge des patients ou encore l'amélioration de l'accès aux soins, semblent être plutôt éthiques. Ils permettent de répondre à des besoins de santé publique.

- Données privées : Parmi les 45 applications analysées, seules 5 semblent collecter analyser et stocker des données privées ou médicales. Il est cependant très difficile de trouver le bon niveau d'information permettant de comprendre quelle est la politique de gestion de ces données retenue par le laboratoire. Aucune information sur la présence d'un acteur tiers indépendant n'a été trouvée, il semblerait cependant que ce soit cette solution qui ait été privilégiée.

iii. Quel positionnement ?

Pour assurer le positionnement d'une solution dite de mhealth, l'approche devrait s'apparenter le plus possible à la réflexion retenue pour la mise sur le marché d'un nouveau médicament à savoir une focalisation sur les besoins médicaux non couverts. La recherche doit se centrer sur les candidats médicaments les plus prometteurs au sein d'une aire thérapeutique dans laquelle le laboratoire veut affirmer son leadership.

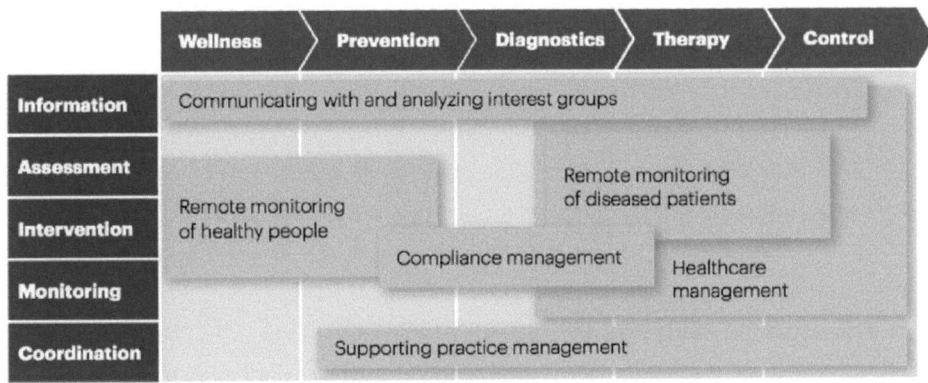

Source: A.T. Kearney analysis

Figure 37 : Positionnements possibles des solutions de mhealth

Par ailleurs, plus l'application apparaît tôt dans le développement du candidat médicament, plus les chances de dégager des synergies entre le traitement et l'application sera importante et mesurable.

iv. **Les exemples qui marchent**

- **Diabeo**

Diabeo est une solution de télémédecine pour la prise en charge des patients diabétiques insulino-traités. Ce service d'assistance aux soins pour les diabétiques a pour objectif de permettre une meilleure prise en charge des patients et également de contenir les dépenses de l'Assurance Maladie liées au diabète.

Diabeo est un outil d'éducation et d'aide à la décision pour les diabétiques devant s'injecter de l'insuline plusieurs fois par jour. Dans une configuration traditionnelle, la maladie leur impose une auto-surveillance glycémique et la mise à jour d'un carnet de suivi papier. Or, quand cette surveillance n'est pas tout simplement abandonnée, les patients négligent le carnet dont la tenue est jugée fastidieuse. De plus, les frais inhérents au traitement classique du diabète sont lourds. Selon les chiffres de l'Assurance maladie (données 1998), le coût des transports médicalisés remboursés annuellement est en moyenne de 283 euros par diabétique de type 1. S'y ajoutent les coûts des dépenses médicales de santé (de 1.790 euros à plus de 6.400 euros par an en fonction de l'évolution de la maladie) et celui des journées de travail perdues à chaque consultation hospitalière.

Au moment où le ministère de la Santé prône un déploiement de la télémédecine dans l'organisation des soins, le projet Diabeo correspond à ses attentes. Son coût annuel est estimé à 280 euros par patient.

Conçue par le **CERITD** (Centre d'Etudes et de Recherches pour l'Intensification du Traitement du Diabète) en partenariat avec **Voluntis**, la solution Diabeo repose sur un programme informatique téléchargeable gratuitement depuis un smartphone via le site web Diabeo. Le système intègre la prescription du médecin traitant. Avant chaque repas, le patient introduit dans son smartphone son taux de glycémie et le profil de son repas. Le système lui indique en retour la dose d'insuline correspondant à la situation, et propose éventuellement une modification de cette prescription en fonction des résultats obtenus.

Cette solution de télémédecine repose donc sur trois systèmes :

- une application smartphone (iPhone ou Androïd) d'aide à la titration pour le patient : prise en compte des traitements en cours, objectifs glycémiques, historique et tendances pour une définition automatique de la juste dose d'insuline
- un portail en ligne à la disposition du médecin qui permet un accès aux données de suivi avec indicateurs statistiques et graphiques, et une meilleure prise en charge du patient. Le médecin peut donc adapter les objectifs et configurer des notifications pour mieux identifier les anomalies
- une plateforme protocolisée de télésuivi permettant aux infirmiers de télédiabétologie d'accompagner les patients, dans le cadre d'une délégation par les médecins.

Le système est configurable par le médecin référent lors de l'initialisation de l'application permettant de prendre en compte des paramètres personnalisés et offrant une réponse réellement unique pour chaque patient. Ce système repose sur la plateforme logicielle Mespassport proposé par Voluntis.

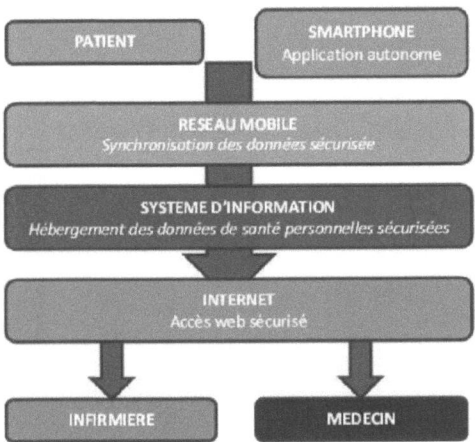

Figure 38: Description du système Diabeo

Sanofi, dans le cadre d'un accord avec Voluntis et le CERITD, a apporté une technologie permettant une intégration de la solution plus aboutie. En effet, son lecteur iBGStar® est le premier lecteur de glycémie compact et connectable à l'iPhone et l'iPod touch : les données sont directement intégrées dans le logiciel Diabeo, ce qui évite au patient de rentrer les données sur l'application et ce qui permet au médecin d'avoir des données plus fiables.

On comprend bien l'intérêt de Sanofi d'être membre du projet Diabeo. Cet accord lui permet de développer un avantage compétitif sur son lecteur de glycémie lui permettant de se démarquer de ses concurrents.

- **Applications mobiles : Solution Gomeals de Sanofi**

Gomeals est une solution gratuite sortie en 2009 comprenant une application mobile, un site web et un compte Twitter. Elle a été mise en place par Sanofi pour le marché américain. A l'instar de Diabeo, ce dispositif est initialement principalement destiné aux patients diabétiques, cependant, l'application a rencontré un vif succès auprès de personnes saines à la recherche d'une amélioration de leur style de vie ce qui a considérablement augmenté la taille de la cible.

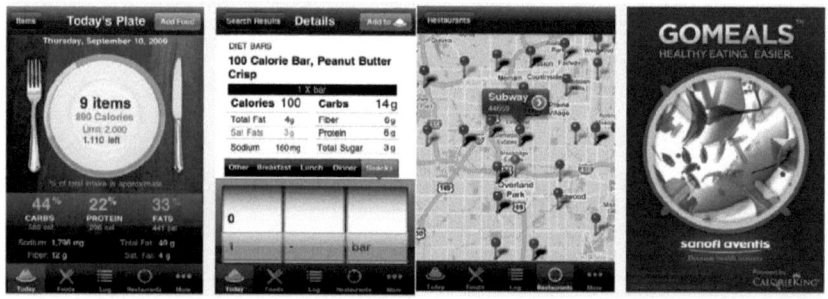

L'application propose les services suivants :
- o mesure du contenu calorique de l'assiette consommée par l'utilisateur
- o géolocalisation des restaurants situés à proximité de l'utilisateur (175 000 références)

- un outil de suivi de la consommation alimentaire de l'utilisateur
- monitoring de la glycémie
- suivi de l'activité physique
- synchronisation de toutes ces informations sur le « cloud »

Cette application a rencontré un grand succès sur l'Apple store puis qu'elle a totalisé plus de 415 000 téléchargements en moins de 3 ans, ce qui en fait l'application mise en place par un laboratoire ayant eu le plus de téléchargements. Ce succès est encourageant et montre le potentiel de ce marché, on notera tout de même que Sanofi ne communique jusqu'à présent aucune information sur la fréquence d'utilisation de l'application (en moyenne, seules 20% des applications téléchargées sont utilisées quotidiennement).

- **Applications mobiles : Solution WellDoc**

WellDoc est une société spécialisée dans l'étude du comportement des patients, la science et la technologie pour proposer des solutions de santé. Cette entreprise a développé un système permettant aux patients, grâce à un monitoring instantané, d'être guidés dans un processus de prise en charge adapté. Les recommandations sont validées par une expertise forte et accréditées par la FDA (Dolan, 2010).

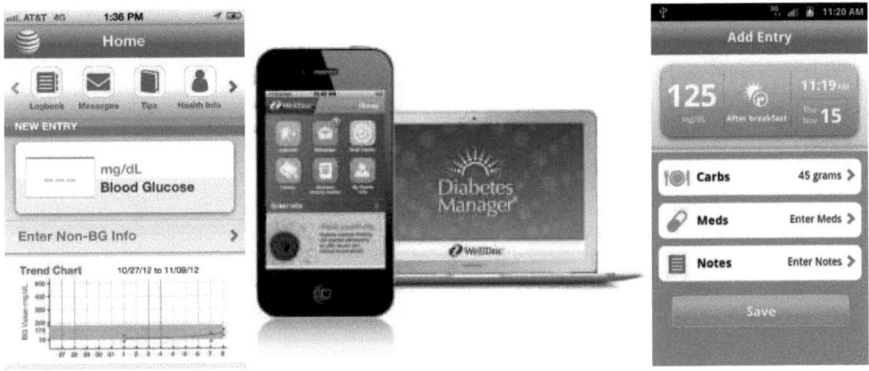

L'offre de WellDoc est un système de santé mobile (mHealth) construit sur le coaching clinique automatisé, basé sur des algorithmes comportementaux qui sont alimentés par les données des constantes du patient en temps réel. L'une de leurs solutions, « Diabetes Manager » vise à équilibrer la glycémie des patients souffrant de diabète. La mise au point de cette solution a nécessité 5 ans de développement et a obtenu l'accréditation de la FDA en 2010 (Dolan, 2010). Les patients sont équipés d'un lecteur de glycémie, d'un portail web et d'une application mobile. Il s'agit d'un système interactif permettant l'interprétation du taux de glycémie, ainsi que d'autres données pertinentes, par un coach virtuel. L'interprétation en temps réel aboutit à l'émission de conseils destinés au patient sur la gestion de son état de santé.

Le logiciel de WellDoc vise à permettre aux professionnels de santé de prolonger leurs soins au-delà des consultations médicales traditionnelles en utilisant les téléphones mobiles et internet.

Le service de WellDoc n'est pas seulement utile aux usagers puisque la société profite de l'importante quantité de données recueillies pour développer des analyses qui permettent d'identifier les tendances et ainsi faire évoluer l'offre de coaching.

Ce système est utilisé pour aider les patients à mieux contrôler leur état de santé et prendre de meilleures décisions au quotidien. Aussi, il peut également être envisagé pour le traitement d'autres maladies chroniques.

En 2013, Welldoc a évolué pour proposer une forme prescrite, au même titre que n'importe quel médicament (Forbes, 2013) et a également obtenu un accord de remboursement avec deux assureurs américains. La solution serait vendue $100 par mois (Dolan, Report: Two insurers to pay $100 monthly fee for WellDoc, 2012).

v.   Enseignements de ces monographies et stratégie de mise en place d'une solution de mhealth

Ces quelques exemples de solutions de mhealth ayant été particulièrement réussies sont porteuses d'enseignement pour de nouvelles initiatives :

- <u>Les applications de mhealth peuvent créer de la valeur :</u>

L'exemple de WellDoc montre qu'il est possible de considérer une application comme un médicament, en validant son efficacité par des essais cliniques, en recherchant une accréditation de la part d'un organisme régulateur, et in fine avec de telles garanties, il est possible d'obtenir un remboursement. Le niveau de prise en charge peut par ailleurs être très important. Tout dépend de l'analyse médico-économique de la solution

- <u>Le secteur de la e-santé peut apprendre d'autres secteurs :</u>

La gestion des données privées est un obstacle majeur dans le développement des solutions de mhealth. Cependant, d'autres secteurs ont trouvé des solutions. L'industrie bancaire par exemple, a réussi à permettre un accès à des données aussi sensibles que les données financières personnelles via l'usage d'une application mobile. Le système est à la fois robuste et suffisamment simple pour en avoir un usage quotidien.

De plus le succès des applications en santé est souvent limité, il serait certainement très enrichissant de s'inspirer des applications ayant su générer un grand nombre de téléchargements et d'usages sur la durée. Un bon exemple répondant à ces caractéristiques est l'application Duolingo. Cette application a été élue meilleure application 2013 par Apple. Gratuite et spécialisée dans le domaine éducatif l'application attirerait 100 000 nouveaux utilisateurs chaque jour. En santé, nombre d'applications tournent autour de l'éducation des patients, il y a probablement matière à s'inspirer.

- <u>La mise en place de partenariats est essentielle:</u>

Les partenariats avec les acteurs publics semblent être une bonne façon de développer des solutions de mhealth et permettent aux laboratoires de se protéger de la problématique de la gestion des données de santé. Il semble que les partenariats les plus répandus soient ceux établis au niveau d'une zone géographique locale (Ministère de la santé ; université, centre de recherche...). Il est cependant possible de trouver un compromis en impliquant une ONG avec un rayon d'action international.

Par ailleurs, des partenariats avec d'autres entreprises privées peuvent être mis en place. Le cas de Welldoc montre qu'un développeur est parvenu à obtenir les autorisations pour analyser et stocker les données de santé. Ce type de partenariat peut donc également permettre de délocaliser le risque.

- <u>Il faut définir le statut réglementaire des applications mobiles dédiées à la santé :</u>
Le statut réglementaire des applications mobiles dédiées à la santé est lié à leur usage. Si l'objectif premier de l'application est de favoriser la prescription d'un médicament, alors le statut de l'application sera celui des dispositifs publicitaires. Le déploiement de ces solutions sera alors soumis à l'approbation des organismes régulateurs et le message diffusé sera extrêmement contrôlé. Pour le moment, en France, l'ANSM a mis en place la charte pour la communication et la promotion des produits de santé (médicaments et dispositifs médicaux) sur Internet et le e-media datant de juin 2013 qui règlemente ces solutions en ces termes : « *La publicité pour un produit de santé, sous la forme d'applications pour smartphone à télécharger n'est, en règle générale, pas possible.* » L'usage d'application mobile à des fins publicitaires semble donc très complexe.

Cependant, si l'objectif premier de l'application est de favoriser le bon usage du traitement ou la bonne prise en charge des patients, alors le statut de la solution pourrait évoluer pour être considéré comme un dispositif médical (e.g. Welldoc). Les enjeux réglementaires sont là également très importants, mais ce statut garantit la robustesse et la qualité de la solution et permet de proposer des services à forte valeur ajoutée au médicament.

Conclusions

Les changements apportés par les nouvelles technologies en santé sont structurels et devraient impacter significativement la prise en charge des patients. Les solutions de e-santé permettront d'améliorer l'accès et la qualité des soins, de favoriser l'efficience économique et de responsabiliser les patients. En phase avec ces enjeux de santé publique, l'industrie pharmaceutique devrait généraliser la mise en place de services personnalisés dédiés aux patients qui accompagneront les traitements médicamenteux. Cette démarche aidera les laboratoires à proposer alors des solutions de santé globales, innovantes et performantes. Cette évolution du modèle économique permettra également un rapprochement non seulement avec les patients, mais encore avec tous les acteurs de leur prise en charge. Les limites à la mise en place de ces solutions de e-santé par les industriels sont encore nombreuses, notamment d'ordre réglementaire concernant la protection des données recueillies. Les laboratoires pharmaceutiques tardent à jouer un rôle clé dans ce secteur, mais leur présence devrait s'accentuer dans les années à venir. Une véritable stratégie mobile-health doit être opérée rapidement avant que d'autres acteurs ne se positionnent sur ce marché. L'enjeu est conséquent, et ne doit pas être négligé... et si le prochain blockbuster était un e-médicament ?

Bibliographie

ANAP. (2012). *La télémédecine en action: 25 projets passés à la loupe*.

ANSM. (2013). *Charte pour la communication et la promotion des produits de santé (médicaments et dispositifs médicaux) sur Internet et le e-media*.

Assurance Maladie. (2011). *Evaluation Médico-économique du programme d'accompagnement pour patients diabétiques sophia*.

ATKearney. (2013). *Mobile Health: Mirage or Growth Opportunity?*.

Deloitte. (2011, Mars). Diagnostic sectoriel de main-d'œuvre Pharmabio Développement

Dolan, B. (2010). FDA clears WellDoc for diabetes managementMobihealth news: http://mobihealthnews.com/8539/fda-clears-welldoc-for-diabetes-management/

Dolan, B. (2012). *Report: Two insurers to pay $100 monthly fee for WellDoc*. Récupéré sur Mobihealth news: http://mobihealthnews.com/18255/report-two-insurers-to-pay-100-monthly-fee-for-welldoc/

Ericsson. (2013). *Ericsson Mobility Report*.

Ernst & Young. (2011). *Progressions: Building Pharma 3.0*.

Forbes. (2013, Mars). Trailblazer WellDoc To Sell First Mobile Prescription Therapy http://www.forbes.com/sites/zinamoukheiber/2013/06/14/trailblazer-welldoc-to-sell-first-mobile-prescription-therapy/

Harris, T. (2010). Does Large Scale DNA Sequencing of Patient and Tumor DNA Yet Provide Clinically Actionable Information? *Discovery Medicine*.

HAS. (2013, Mars). Evaluation clinique et économique des dispositifs médicaux et préstations associées pour la prise en charge du syndrome d'apnée hypopnée obstructive du sommeil (SAHOS).

HAS. (2013). Rapport annuel d'activité 2012.

IMS Health. (2013). Launch Excellence IV: a new launch environment ., (p. 7).

IMS Health. (2013). Patient Apps for Improved Healthcare .

Juniper Research . (2011). *Mobile technology in healthcare.*

Lauvergeon, A (2013). Commision pour l'innovation. *Un principe et sept ambitions pour l'innovation.*

LEEM. (2011). *Bilan annuel des avancées thérapeutiques 2010 des Entreprises du Médicament.*

LEEM. (2013). *Les entreprises du médicament en France.*

Les Echos. (2013, juillet). L'Etat investit 11 millions d'euros pour faire grandir Withings. http://business.lesechos.fr/entrepreneurs/financer-sa-croissance/10031222-l-etat-investit-11-millions-d-euros-pour-faire-grandir-withings-29892.php

Marketing Communication Santé . (2012). *La pharma face à ses transitions .*

Ministère de la santé. (2013). Arrêté du 22 octobre 2013 portant modification des modalités d'inscription et de prise en charge du dispositif médical à pression positive continue. *JORF* .

OMS. (2003). *Adherence to long-term therapies: evidence for action.*

Orange Healthcare. (2014). *Continuum de vie, continuum de soins, quelles solutions e-santé imaginer pour améliorer le parcours santé de chacun à toutes les étapes de la vie ?*.

PatientView. (2013). *The corporate reputation of pharma in 2012—the patient perspective.*

Pharmaceutiques. (2008). Non adhésion aux traitements : Un gâchis considérable .

PLETAN, D. (2014). Country Medical Director. Conférence sur les enjeux de la médecine personnalisée, Chaire Innovation thérapeutique de l'ESSEC, Paris le 30 janvier 2014.

PWC. (2013). *L'e-santé: un facteur d'attractivité, un enjeu de société.*

Research2guidance. (2013). *Hidden champion of app economy.*

Ruderfinn. (2012). *Mobilehealth report.*

Sanofi. (2013). Gomeals: http://www.gomeals.com

SNS Research. (2013). *The mobile healthcare (m-health) Bible: 2014-2020.*

Syntec. (2011). *Télémédecine 2020: Faire de la France un leader du secteur de la e-santé.*

Xerfi. (2013). *Industrie pharmaceutiques prévisions 2014.*

Liste des figures

Figure 1: Définition de la e-santé _____ 7

Figure 2: Le marché de la e-santé _____ 9

Figure 3: Répartition des 150 Mds d'euros de coûts de remboursements par l'Assurance Maladie en 2008 _ 10

Figure 4: Evolution de l'ONDAM voté (vert) et réalisé (orange) depuis 1997 (en%) _____ 10

Figure 5: Structure du CSBM en 2010 _____ 11

Figure 6: Détail de la croissance des dépenses de santé _____ 12

Figure 7: Evolution de la part de la population âgée de plus de 80 ans, 1960-2050 _____ 13

Figure 8: Le rythme circadien _____ 20

Figure 9: Le système PiCADo (1/2) _____ 20

Figure 10: Le système PiCADo (2/2) _____ 21

Figure 11: Axes d'évaluation du système PiCADo _____ 23

Figure 12: Impact de l'arrivée d'un générique sur le chiffre d'affaires d'un médicament princeps _____ 26

Figure 13: Evolution des dépenses publiques de santé et de soins de longue durée dans les pays de l'OCDE _ 29

Figure 14: Moyenne OCDE des taux de croissance des dépenses de santé 2000 à 2011 _____ 30

Figure 15: Croissance moyenne des dépenses de santé publique par fonction, pays de l'OCDE, 2008-2011 _ 31

Figure 16: Variation des dépenses pharmaceutiques par habitant, en termes réels, 2000-11 _____ 32

Figure 17: Influence des différentes sources d'information en santé _____ 34

Figure 18: Propension des patients à être acteurs de leur prise en charge pour chaque pathologie _____ 35

Figure 19: Estimation des patients non observants par pathologie _____ 36

Figure 20: Contribution des pays émergents au chiffre d'affaires généré par le lancement d'un nouveau médicament _____ 38

Figure 21 : Evolution possible du schéma d'apparition d'une pathologie _____ 39

Figure 22: Evolution du modèle économique des laboratoires pharmaceutiques _____ 41

Figure 23: Prévision des aires thérapeutiques au marché potentiel le plus important en 2016 _____ 43

Figure 24: Stratification des cancers du poumons par mutation et/ou surexpression de plusieurs oncogènes 48

Figure 25: Evolution des effectifs de la visite médicale à l'horizon 2015 _____ 51

Figure 26: Evolution des stratégies marketing _____ 51

Figure 27: Evolution du modèle économique _____ 53

Figure 28: Impacts potentiels des solutions de mhealth sur la chaîne de valeur d'un laboratoire pharmaceutique _____ 55

Figure 29: Taux de pénétration des téléphones par région _____ 59

Figure 30: Nombre global de dispositifs connectés à internet en millions d'unités[1] _____ 59

Figure 31: Evolution de la quantité de données échangées grâce aux téléphones (2007-2013) _____ 60

Figure 32: Solutions de mhealth par segment _____ 61

Figure 33: Nombre et succès des applications mobiles proposées par les 10 plus grands laboratoires pharmaceutiques _____ 62

Figure 34: Cibles des applications mobiles _____ 63

Figure 35: Proposition de valeur pour les professionnels de santé des applications mobiles _____ *64*
Figure 36: Proposition de valeur pour les patients des applications mobiles _____ *65*
Figure 37: Positionnements possibles des solutions de mhealth _____ *67*
Figure 38: Description du système Diabeo _____ *69*

Liste des tableaux

Tableau 1: Evolution du marché des médicaments en France _____ *12*
Tableau 2: Données sur l'espérance de vie aux Etats-Unis, en France et en moyenne au sein de l'OCDE ____ *14*
Tableau 3: Dépendance des laboratoires aux blockbusters (2011) _____ *25*
Tableau 4: Evolution du nombre et du niveau d'ASMR accordés de 2001 à 2010 _____ *27*
Tableau 5 : Détail des ASMR accordés en 2012 _____ *28*

Table des matières

LISTE DES ABREVIATIONS	5
Introduction	6

I. Place et enjeux de la télésanté dans le système de santé 7
   a. Définitions 7
   b. Un système de santé en détresse 9
      i. Hausse de la prévalence des maladies chroniques 9
      ii. Hausse du coût du système de santé 10
      iii. Vieillissement de la population et gestion de la dépendance 13
      iv. Inégalités territoriales d'accès aux soins 15
      v. Cloisonnement entre la ville et l'hôpital, le sanitaire et le médico-social 15
   c. La télésanté : la solution ? 15
      i. Un grand nombre d'opportunités 15
      ii. Un contexte français particulièrement favorable 17
      iii. Zoom sur un projet de e-santé : Plateforme de chronochimiothérapie – projet PiCADo 19
   d. L'industrie pharmaceutique à l'heure de la remise en question 24
      i. Modèle économique de l'industrie pharmaceutique dépassé 24
      ii. Les nouvelles tendances du marché 33

II. Evolution du modèle économique et e-santé : A quoi ressemblera le laboratoire pharmaceutique de demain ? 41
   a. Vers un modèle économique 3.0 41
      i. Evolution des programmes de recherche 42
      ii. Modalité d'accès au marché 44
      iii. La médecine « 4P » 45
      iv. Développer une politique de gestion des risques de santé / Partage de risques avec les financeurs 48
      v. Redéfinition de la stratégie commerciale 50
   b. Pourquoi les entreprises du médicament ont intérêt à s'impliquer dans l'écosystème de la e-santé ? 52
      i. Comment intégrer la télésanté ? 52
      ii. Pourquoi est-ce stratégique de se positionner sur ce marché? 53
      iii. Quelles sont les forces et atouts des laboratoires ? 55

	iv.	Un marché immature aux nombreuses barrières 56
c.	Le bon levier : la mobile-health 58	
	i.	Mobile & Health 58
	ii.	Mhealth et big pharma : Etat des lieux 62
	iii.	Quel positionnement ? 67
	iv.	Les exemples qui marchent 68
	v.	Enseignements de ces monographies et stratégie de mise en place d'une solution de mhealth 73

Conclusions 75

Liste des figures 79

Liste des tableaux 80

Annexe : Benchmark des applications dévelopées par les principaux laboratoires pharmaceutiques 83

Annexe : Benchmark des applications dévelopées par les principaux laboratoires pharmaceutiques

Name of Application	Description	Target	Value Proposition	Geography Area
AstraZeneca				
Lung Cancer – EGFR mutation testing	This App provides comprehensive information regarding EGFR mutation testing best practice in non-small cell lung cancer patients. The App provides a search function as well as bookmarking for easy reference.	Healthcare professionals	Diagnosis	not specified, general
ASK Medical	Help physician to make evidence-based clinical decisions, by providing information about AstraZeneca's medicines, and six key therapeutic areas: Cardiovascular, Gastrointestinal, Infection, Neuroscience, Oncology, Respiratory. Use the ASK Medical app to instantly connect with our Medical Information Specialists: • Live chat functions directly from your iPhone • Fast access to our team of pharmacists and doctors through phone or email • Medical information the moment you need it - whether you're at home, in your office, or at the point of care. The ASK Medical app directs you to one-on-one service, with answers about special populations, safety profiles, drug interactions, comparative efficacy, new studies, new publications and new clinical applications.	Physicians	Drugs utilization tips	not specified, general
AlertaPolen for Blackberry	AlertaPolen application will report the levels of pollen in the Spanish cities where data centers are available. The data are measured and provided periodically by the network of stations Aerobiology Committee of the Spanish Society of Allergology and Clinical Immunology (SEAIC). See more in the dedicated *monograph*.	Pollen allergy patients	Precaution by locating pollen distributions	Spain
AstraZeneca Respiratory Channel for iPhone	AstraZeneca Respiratory Channel optimizes the best in digital technology to deliver dynamic and engaging professional and educational resources to your handheld device. Thanks to an easy-to-navigate and intuitive interface, Respiratory Medicine healthcare professionals can now access dedicated content on the move - anytime, anywhere. • Scientific Information: Hot Topics in Respiratory Medicine, to keep up to date with the most important and current issues in the field of Respiratory Medicine • Dynamic content: Access a range of frequently updated content and resources via your handheld device. • Engaging multimedia: Listen to the experts, watch videos, download images. • Share resources: Export content for personal use, or share information with colleagues and patients at the touch of a button	Respiratory Medicine healthcare professionals	Access for healthcare professionals to dedicated contents	in English, general
CVD Risk Check	CVD Risk Check™ is your point-of-care cardiovascular risk assessment tool. This bilingual application simplifies CVD risk assessment and offers health care professionals the opportunity to assess 10-year risk using either the Reynolds Risk Score (RRS) or the Framingham Risk Score (FRS). Regardless of the assessment you use, CVD Risk Check™ can help you identify patients at risk for developing cardiovascular disease, recommended targets based on a patient's degree of risk	Healthcare professionals, cardiologists	Diagnostics	not specified, general

Name of Application	Description	Target	Value Proposition	Geography Area
AZ Quest	Service to medicine, the Quest app is designed for use by healthcare professionals working in the cardiovascular (CV) disease area. Features this app provides: • Summaries of hundreds of cardiovascular clinical trials • Search through trials based on trial acronyms, authors, medications etc. • Add trials to your favourites/annotate with your notes • Email trial summaries and your notes to colleagues • Enter new trials/presentations into your saved list • Live cardiovascular news feed	Healthcare professionals working in the cardiovascular area	Provide medical professionals with updates, suggestions	UK
Roche				
Vademecum Roche Oncologia	Annual subscription courtesy of Roche Laboratories for Medical Oncology specialists practicing in Spain to Vademecum Internacional in the version for iPhone and iPod Touch of Vademecum.es. • Alerts pharmacovigilance, lactation, pregnancy, renal and liver failure, photosensitivity, effects on driving. • Detailed listing with: dosage, therapeutic indications, warnings and precautions, contraindications , adverse reactions, interactions and more. • Trade names of drugs in 28 countries , in addition to Spanish drug trade data . • Specs updated products : Mabthera®, Avastin®, Herceptin®, Tarceva® and Xeloda®	Medical oncology specialists	Provide medical professionals with updates, suggestions	Spain
Zelboraf Treatment Management	The Zelboraf Treatment Management app is an educational tool that summarizes clinical data with Zelboraf in metastatic melanoma and focuses on the discussion of practical aspects during treatment of BRAF mutated metastatic melanoma patients such as BRAF testing, follow-up strategy and adverse event prevention and management. The Zelboraf Treatment Management app was developed together with: • leading Swiss melanoma experts: Prof. R. Dummer (USZ) and Prof. O. Michielin (CHUV) • leading Swiss Pathologist: Prof. W. Jochum (KSSG.) The Zelboraf Treatment Management app is for health care professionals only and, as required by law, can only be used after a password check. Please note that no information other than the total number of downloads by health care professionals will be stored by or for Roche.	Healthcare professionals	Share updates of clinical data, discussion	Switzerland, Spain, UK, Norway, Sweden, Finland
Bayer				
Bebé Morena	Tool designed for the futures mothers providing tips on pregnancy, health care… The app has a social function allowing to disclose pregnancy informations to friends and family .	general public	bring healthcare info to public	Spain
Whole Body MRI	The App Includes a collection of 15 cases and illustrates the diagnostic competence of dynamic contrast-enhanced MRI utilizing Gadovist 1.0 in diverse parts of the body like joints, brain, heart and others, to identify different healths problematics (Cerebral Abscess, Optic Glioma, Myocardial Infarction, Invasive Ductual CA, Ovarian Cancer, Juvenile Arthritis and much more). Each case present: Patient history, Methods and Protocol, Contrast Media use, Findings, Therapeutic Consequences, Take Home Message, References, Authors of the diagnose. Different images representing the findings of different imaging methods and other information, that gives a better understanding of each case are available, image is displayed in an enlarged view and clicking the image allows a zoom view, 2 Image comparison is displayed: one with contrast-agent and other without. To download the App, you have to be register in Doc-Check.	Medical professionals in the field of radiology	Educate physicians how to use company product	Spain

Name of Application	Description	Target	Value Proposition	Geography Area
myBETAapp	myBETAapp is a personal reminder and tracker for BETASERON (interferon beta-1b) injections, offered as part of the BETAPLUS program. This app makes it easy to remember when and where to inject BETASERON and to keep a diary that you can choose to share with your healthcare team. • See today's plan at a glance: whether or not an injection is scheduled and, if so, where and when • View a monthly calendar of your injection schedule; see missed injections and scheduled injections • Customize which injection sites are included in your rotation schedule • Choose whether or not to display an alert when it's time for your next injection • View your injection history and have the ability to email the list to yourself or your healthcare team (if email is configured on your device) • Easy Access to the BETAPLUS patient support Web site and the toll-free BETAPLUS patient support number (if you are an iPhone user with phone service) myBETAapp may be used without entering any information that directly identifies you. Information that you record is stored only on your iPhone or iPod touch. Bayer HealthCare Pharmaceuticals does not collect personal information when you use the myBETAapp application. Please note that this app is not intended to offer or replace professional medical advice.	Patients with multiple sclerosis who needs injection	Product use suggestions to patients	In english, general
QlairaApp	QlairaApp™ is a personal missed pill guide, pill reminder and physician visit reminder tool for your Qlaira® (estradiol valerate & dienogest) contraceptive pill, offered free to women outside the US and UK taking Qlaira®. • Review instructions about what to do If you forget to take a Qlaira® pill • Schedule reminders for delivery to your cell phone to help you remember to take a Qlaira® tablet at the same time every day • Create reminders to visit your doctor for the purpose of your next exam or for your doctor to refill your prescription • Find answers to questions about QlairaApp™ with the "What's This?" feature • Obtain answers to general questions about Qlaira® in the Information and package leaflet sections This application is not intended to offer or replace professional medical advice or to replace the package leaflet. This application is intended for use by Qlaira® patients only who are 18 years of age or older. Do not use this application with other birth control products. Please note that comments posted on iTunes are not associated, endorsed or monitored by Bayer Pharma AG. Bayer values your comments, questions and concerns, but will not respond to comments posted on iTunes. If you have any questions on this medicine, ask your doctor or pharmacist.	Women who take Qlaira contraceptive pill	Guide, reminder and physician visit reminder tool	In english, general
Pill Reminder	Remembering to take your pill on time is now much easier with the new Pill Reminder! The app discretely reminds you daily to take your pill. • Daily reminder • Choice of time of reminder • Keeps count of remaining pills per cycle • Takes pill-free days into account • Suitable for pills taken 21 or 28 days per cycle • Advice on what to do if you forget to take your pill.	General public	Contraceptive pill reminder	In english, general

Name of Application	Description	Target	Value Proposition	Geography Area
Monthly Me	This App is intended to help collect and organize information about menstrual pain and bleeding, and their impact on women's daily life. If women are concerned about the intensity, pattern or frequency of pain and bleeding, then collecting this information through this app may be useful to guide conversations with a physician. • Easy system for entering data about women's menstrual bleeding, and the severity, impact, and location of women's pain • The calendar system enables women to quickly review their data, and to enter data over a range of dates • The reporting functions allows women to do a month by month comparison, allowing women to assess their wellbeing over time This App is intended to be used for tracking personal data relating to health and wellness. It is not intended for use in medical or healthcare counseling, or for medical diagnosis or treatment. It should not be used as a substitute for professional advice and services from a qualified healthcare provider or practitioner. Always seek advice from qualified healthcare professionals regarding your physical well-being. This App was developed with funding from Bayer. Bayer is not responsible for the content of the entries or for use or abuse of this App.	Women	Collect and record health-related data	In english, general, Germany
Abbott				
Abbott Fish Chromosome	Abbott FISH Chromosome Search provides fast access to the most up-to-date Vysis FISH probe information, organized according to their chromosome and specific locus. Each of the 24 human chromosomes are listed by chromosome number and represented by a chromosome ideogram illustrated at the 550 band level.	Physicians	Information	in english, general
Clearance GFR Calculator	Simple and effective calculator to estimate the creatinine clearance given the creatinine serum concentration and age.	Physicians	Calculator	in english, general
Knowledge Genie	Knowledge Genie is an initiative by Abbott Healthcare to provide Physicians with a single platform where the Physician can have access to multiple forms of Educational Material.	Physicians	Access to educational material	in english, general
Similac Baby journal	Track your baby's feeding, sleeping, diaper changes and growth in this convenient application. See tips and advice from the makers of Similac and other Moms and Dads like you. View graphs that show your baby's development over time and easily share this information with your family and Pediatrician via email	General public	Prevention	in english, general
Abbott VasQR Code Reader	Abbott VasQR is a simple and effective QR code scanner for use at EuroPCR 2011 and beyond. The app will allow the user to take part in an interactive competition at EuroPCR 2011 and includes a function to generate a bespoke QR code enabling instant sharing of personal details with peers. In the future, Abbott Vascular aims to develop Abbott VasQR into an invaluable app for enhancing interaction with its customers: specialist cardiology and endovascular interventionalists.	Physicians	Data sharing	in english, general
Abbvie				
Endofacts Road to Relief	This app is intended for use by U.S. healthcare professionals. You will need a redemption code from your AbbVie sales representative to launch the app on your iPad. Road to Relief is an educational tool designed for healthcare professionals to explain endometriosis and therapy options to their patients. This engaging, interactive iPad presentation visually "walks" patients through the information and addresses their concerns in a friendly, non - technical way.	Physicians	Disease awareness	USA
Renal Chart for Iphone	Renal Chart allows physicians to calculate the value of GFR (Globular Filtration Rate) on the basis of recognized formulas (CKD-EPI, MDRD and Cockcroft-Gault) and cross the GFR and Albuminuria / Proteinuria on the basis of guide lines	Physicians	Diagnostic and easy drug prescription	Italie

Name of Application	Description	Target	Value Proposition	Geography Area
Sincrohnizando	It is an application to help Crohn's disease patients and their physicians in their routines. The Sincrohnizando allows, with the support of physician, the evaluation of the evolution of Crohn's disease by means of a questionnaire. Its also measures how the disease impacts the lives of patients.	Patients	Diesease management	Italie
Merck				
Dosage Calculator for Temodar	Dosage calculator for TEMODAR (temozolomide). For U.S. health care professionals only. This dosage calculator is specifically designed for U.S. health care professionals to allow them to calculate the appropriate dose of TEMODAR (temozolomide) based on Body Surface Area (BSA).	Healthcare professionals	Dosage calculation	USA
Dosage Calculator for Integrilin	Dosage Calculator for INTEGRILIN (eptifibatide). This dosing calculator is intended for Healthcare Professionals Only. It is designed to calculate the proper dosage of INTEGRILIN based on relevant Prescribing Information.	Healthcare professionals	Dosage calculation	
Rebif	For UK multiple sclerosis (MS) patients who are currently being prescribed Rebif only. • Log and track your MS symptoms • Track your Rebif® injection sites and set injection reminders • View our 'how to use' video guide for RebiSmartTM, presented by MS nurse Del Thomas • Keep a record of questions and notes for your next appointment with your nurse, GP or neurologist • Record your daily walking distance through an inbuilt pedometer • Use the inbuilt mapping function to locate 'pitstop' locations near you	Multiple sclerosis patients	Disease management	UK
Glucophage SR & Me	For UK Type 2 Diabetic patients who have been prescribed Glucophage SR only. • Log and track your blood sugar & HbA1c levels • Set medication reminders • Keep a food diary • Record your daily walking distance through an inbuilt pedometer	Type 2 diabetic patients	Medication diary for patients under the company's drug	UK
Victrelis Dose reminder	The VICTRELIS® (boceprevir) Dose Reminder is an application specifically designed for patients being treated with VICTRELIS. An important requirement for patients on VICTRELIS is for them to take their medication at 7- to 9-hour intervals. The VICTRELIS Dose Reminder app helps patients to keep to this recommended schedule. Patients can set a daily dosing schedule on the app, which then alerts the patients throughout the day when it is time to take their VICTRELIS capsules. Patients can also hit 'snooze' when they receive the alert and they will be given up to three reminders for a given dose.	Patients	Reminder	
Sanofi				
Drone Partner	DronePartner is a personal, interactive application designed to help make it easier to confirm if patients are eligible for dronedarone and to provide guidance on managing those already receiving dronedarone. It is intended for use by specialists (i.e Cardiologists) only. • Support for easy identification of eligible dronedarone patients • Print out useful documents for treatment initiation (e.g. prescription templates, example GP referral letter) • Pass on useful advice to patients about AF and dronedarone • Set up monitoring alerts for your patients DronePartner is **security code protected with no personal information storage** and can be installed/uninstalled whenever you want. All information in DronePartner is based solely on the dronedarone SmPC and the ESC (European Society of Cardiology) Guidelines	Cardiologists	Drug information, patient identification	UK only ?

Name of Application	Description	Target	Value Proposition	Geography Area
CursoEM for iPhone	• MULTIPLE SCLEROSIS courses proposed to nurses. The MS patients need a great attention by the healthcare professional that's why this app is focused on courses to sensitize to this care approach.	Nurses	Disease Education	Available Everywhere
ArthCoach (ES)	ArthCoach is a tool that will help patients control the evolution of pain caused by osteoarthritis (OA) of the knee. The app allows patient to: • access information about knee OA, the disease control and measures to improve quality of life; • register your knee pain and control the evolution over time; • see examples of physical exercises designed for knee OA; • send reports of recorded data to your doctor / health professional in attendance, via email from your mobile device; • configure alerts and reminders about upcoming visits you have with your doctor / health professional	Patients	Disease management and compliance	Spain
Baby Checkup Belgium	Baby Checkup is a real digital health record for your children: it will help you to follow and **manage your children health data, vaccination calendars, medical records and growth.** Thanks to Baby Checkup, you will have always at hand, wherever and whenever you want your children health information, vaccination calendars, medical records & growth data. Moreover, Baby Checkup will send you alerts to get your children vaccinated, according to the vaccination schedule of Belgium and your children age. • Save your children useful health information (blood type, National Register identification number, any specific conditions and related treatment) and be able to send those information by e-mail. • Calculate for each of your children his vaccination calendar, according to his birth date and to the national recommendations in Belgium. You will then receive alerts to get your children vaccinated, you will save the vaccinations data and be able to send the vaccinations record if needed. • Follow your children growth: weight and height will be compared to to World Health Organization (WHO) growth curves and the Body Mass Index (BMI) will be calculated & updated automatically with every new weight and height entrances. • Record your children diseases or surgeries information (date, type, treatment) in order to get the full medical record at hand in case of emergency. • Capture and record your children development key moments and milestones: the 1st tooth, the 1st word, the 1st step... • Save and organise the questions you have for the doctor next visit, instead of writing lists and losing them afterwards	Patients (mothers)	Manage children health	Belgium (local standards)
El Manual de mamá	Similar to Baby Checkup Belgium (above), but for Venezuela	Patients (mothers)	Manage children health	Venezuela
FamilVac	Familivac is dedicated to manage the health and the vaccination of the family in an easy and practical manner. *See more in the dedicated monograph.*	Patients (mothers)	Manage children health	France
Pfizer				
S.T.A.R II	S.T.A.R. II, Pfizer Ophthalmics' Scoring Tool for Assessing Risk calculator is now available as an iPhone App. Early detection of glaucoma is crucial to prevent further visual impairment,1 and this 5-year risk assessment tool is a flexible, easy way to help determine risk.	Individuals	Detection of disease	Available evrywhere

Name of Application	Description	Target	Value Proposition	Geography Area
Smidge 2.0 for Blackberry	When it comes to improving health, small steps can add up to big results. But it's that first step that can be tricky. That's where smidge comes in. From eating better and getting more active to managing your stress and creating a more positive outlook, smidge has got you covered. Pick an activity, get inspired and stay motivated, track your progress and share with friends. You'll soon see that all it takes is a smidge to set you on the right path to a healthier and more balanced life – smidge. Healthy habits start here. At Pfizer, we're committed to working together for a healthier world. And we believe that it takes more than medication. Smidge is part of our commitment. It's designed to motivate and help you establish healthy habits through the adoption of simple daily activities that last 21 days.	Individuals	Wellness habits	Canada only
Pfizer Rheumatology Calculator	This rheumatology disease activity calculator has been developed to quickly and easily measure the disease activity of your patients without having to use manual calculations. The calculator is easy to use – simply enter clinical data for your patient into the calculator and it will instantly provide you with the score in a variety of disease activity measures, including: ASDAS ESR & CRP BASDAI DAS28 ESR & CRP PASI and more...	Physicians	Calculator, Diagnostic helper	UK only?
Illuma I-Nanny for iPhone	As the most fashionable app, I-Nanny is your portable expert on baby care. Illuma I-Nanny will provide you three tailor-made services according to your baby's age, being your good helper on baby care: • Warm care: Regular pushing baby growth tips as per each stage, and also weather reminding and festivals greetings. • Baby care information: Weekly pushing Illuma know-how knowledge which you interested in and deliver Illuma activation information. • Expert Q&A: Shortcut key to Illuma hotline for consulting Illuma expert directly and also providing FAQ on baby care for moms' reference.	Mothers	Healthy Living	Available everywhere
Recipes 2 Go for iPad	Managing high cholesterol and heart disease requires building heart-healthy habits, and the 'Recipes 2 Go' app is here to support you no matter where you are or what you're doing. Lipitor For You and Smart Living is a resource designed for people managing their high cholesterol through a healthy diet, exercise, and a cholesterol-lowering medication like LIPITOR (atorvastatin calcium) tablets. The Lipitor For You and Smart Living 'Recipes 2 Go' app gives you the power to manage your heart-health while on the move. You'll get access to healthy recipes, the ability to create a shopping list, tips on portion sizes and exercise, as well as a place to input your membership number from your LIPITOR $4 Co-Pay Card. The Lipitor For You and Smart Living 'Recipes 2 Go' App includes: • Over 200 healthy recipes with easy-to-follow instructions and beautiful full-color photos • A copy of the LIPITOR $4 Co-Pay Card where you can save your unique ID number to always have your card on hand when refilling your LIPITOR prescription • Easy and intuitive categories and search feature to help you find that recipe you're in the mood for • Built-in timer that sets itself • Easy-to-use shopping list to make all your grocery store trips include the healthy ingredients you need • A 'Favorites' functionality that allows you to have your favorite recipes right at your fingertips You need to manage your heart health no matter where you are or what time it is. Recipes to Go' is there to help you whenever you need it. Lipitor For You and Smart Living is part of the Lipitor For You program. When you sign up for Lipitor For You, you get access to lifestyle information and support as well as the LIPITOR $4 Co-Pay Card to help you save on the cost of your LIPITOR prescription.	Patients with high cholesterol	Specific tips	Available Everywhere

Name of Application	Description	Target	Value Proposition	Geography Area
Novartis				
GIST Calculator	To calculate a patients' Risk of Recurrence for Gastrointestinal Stromal Tumors (GIST). This interactive tool will quickly show you the risk of disease recurrence based on three Miettinen criteria: tumor size, mitotic count and tumor location.Tumor size is the sum of the longest diameters of target lesion, as defined in RECIST (Response Evaluation Criteria in Solid Tumors). Mitotic count is measured by the pathologist as the number of mitoses per 50 high power fields. GISTs can occur anywhere along the GI tract, and tumor location is often confirmed upon appropriate imagine or surgery. Tumor location is an important criterion because we know that small tumors localized to the intestine are more aggressive than gastric tumors of equal size and mitotic count. Be sure to consider additional prognostic factors when assessing patient's risk of recurrence.	Physicians	Disease detection	Available everywhere
IPSS Calculator	This app is for US physicians to calculate IPSS prognosis utilizing the following inputs: bone marrow blasts, number of cytopenias and karyotype.	Physicians	Score calculation for prognosis	Available everywhere
Smart Dr for Android	This program is for diabetic and hypertensive patients' blood pressure and blood sugar management for the program. Put it all on tape measured can be managed. Real-time communication with the doctor on-line program, blood glucose, blood pressure, information sharing and seamless patient care and physician teachers and can direct your questions to the doctor.	Patient	Disease management	Korean
EXJADE	To assist in calculating the appropriate dose for both new and current patients. For use by Healthcare Professionals outside the U.S.	Healthcare professionals	Dosage calculation	Available everywhere
GFR Calculator	The Novartis Pharma AG glomerular filtration rate (GFR) calculator provides healthcare professionals with a simple to use tool for convenient assessment of a patient's GFR. This result helps to determine the patient's kidney function. There are several equations available for estimating GFR. The Novartis Pharma AG GFR calculator offers the options to use the following equations: Cockcroft-Gault body surface area (BSA), Modification of diet in renal disease (MDRD), MDRD with cystatin C, Chronic Kidney Disease Epidemiology Collaboration (CKD-EPI). The application also contains information on prescription medicine Aclasta®. Aclasta® is appropriate for the treatment of osteoporosis in patients with an estimated CrCl ≥35 ml/min. This application is for use by healthcare professionals outside the US only. A key code is required to activate the application which can be generated upon initial launch of the application.	Healthcare professionals	GFR calculation	Available everywhere
BMS				
CML Scoring Tool	Patients newly diagnosed with Chronic Myeloid Leukemia have different risk of progression of their disease. These risks are also called prognostic factors and thank to a calculation based on different co-variates such as age, spleen size... a patient can be classified into one of the following 3 groups: high, intermediate and low risk group. There are nowadays 2 scoring systems on the market: Sokal Score and Hasford Score. These scores are not completely overlapping. Hasford score is requiring more co-variates than Sokal score what's end in a more stringent classification. As if Sokal score is based on a very old fashioned way, it is still quite widely used. Hasford seems however to be more specific and could therefore become the next standard. This BlackBerry application is intended, after entering the different co-variates, to calculate both Sokal and Hasford risks in order to provide the physician instantly both scoring.	Physicians	Score calculation for prognosis	Available everywhere

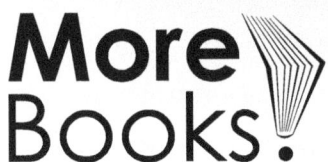

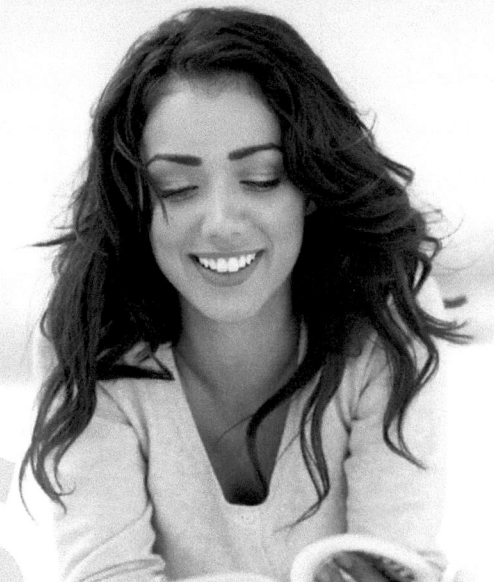

Oui, je veux morebooks!

i want morebooks!

Buy your books fast and straightforward online - at one of world's fastest growing online book stores! Environmentally sound due to Print-on-Demand technologies.

Buy your books online at
www.get-morebooks.com

Achetez vos livres en ligne, vite et bien, sur l'une des librairies en ligne les plus performantes au monde!
En protégeant nos ressources et notre environnement grâce à l'impression à la demande.

La librairie en ligne pour acheter plus vite
www.morebooks.fr

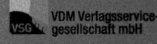 VDM Verlagsservicegesellschaft mbH
Heinrich-Böcking-Str. 6-8   Telefon: +49 681 3720 174   info@vdm-vsg.de
D - 66121 Saarbrücken   Telefax: +49 681 3720 1749   www.vdm-vsg.de

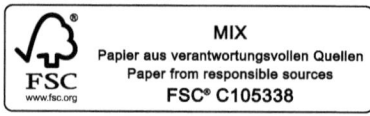

Printed by Books on Demand GmbH, Norderstedt / Germany